NOUVELLES RECHERCHES

SUR

LA CACTARACTE

ET LA

GOUTTE SEREINE.

IMPRIMERIE D'ABEL LANOE, RUE DE LA HARPE.

NOUVELLES RECHERCHES

SUR

LA CATARACTE

ET LA

GOUTTE SEREINE,

PAR LE DOCTEUR GUILLIÉ,

Directeur général et Médecin en chef de l'Institution Royale des Jeunes Aveugles de Paris, Chevalier de la Légion d'Honneur, Docteur en Médecine de la Faculté de Paris, Membre de la Société Royale Académique des Sciences de la même ville ; des Académies des Sciences, Belles-Lettres et autres de Cambrai, Lyon, Caën ; de la Société de Médecine de Paris ; des Sociétés Médicales d'Émulation et de Médecine de Bordeaux, Marseille, Avignon, Évreux, Clermont-Ferrand, etc.

Nihil in vultu oculis elegantiùs et amabiliùs.
Riolan, Anthropographia, Lib. 4.

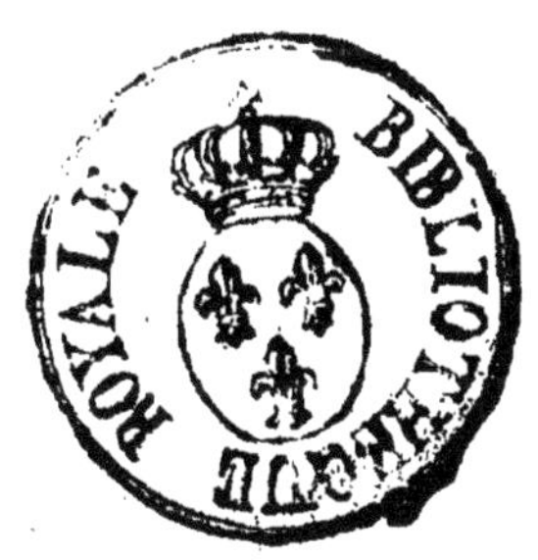

PARIS.

Chez CROULLEBOIS, Libraire de la Société de Médecine, rue des Mathurins, n.° 17.

1818.

A MONSIEUR

J. L. ALIBERT,

Chevalier de plusieurs Ordres, Médecin-Consultant du Roi et de la maison Royale de Saint-Denis, Médecin de l'Hôpital Saint-Louis et du Collége de Henri IV, Membre de la Société de la Faculté, et celle de Médecine de Paris, de la Société Médicale d'Émulation, de l'Académie Impériale Joséphine de Vienne, de celle de Madrid, Turin, St-Pétersbourg, etc.

~~~~~~

Il est des auteurs qui aiment à placer à la tête de leurs ouvrages les noms des grands pour flatter leur propre vanité; d'autres cherchent, par une humble offrande, à captiver la bienveillance d'un Mécène généreux. Moi, j'offre cet opuscule à un ami de l'humanité; je l'offre à un savant modeste, qui consacra ses doctes veilles à des recherches utiles aux hommes; je l'offre enfin à celui qui, par de nom-
~~~~~~

breux travaux, a acquis de justes droits à l'admiration de la postérité reconnaissante.

Puisse-t-il accueillir cet hommage comme une faible preuve de mon estime profonde pour son beau talent, et comme un gage assuré de mon inaltérable amitié.

GUILLIÉ.

AVERTISSEMENT.

Cet opuscule n'était originairement qu'un mémoire fait pour être lu à la Société de Médecine pratique de Paris. Mes confrères crurent y remarquer des choses assez neuves sur la cataracte noire ; ils m'engagèrent à le publier. En déférant à leurs avis, j'ai augmenté ce travail d'observations qui me sont particulières, sur des variétés curieuses d'amauroses, et je l'ai fait précéder d'un aperçu sur l'état de la médecine oculaire, chez les anciens.

J'aurais cru inutile d'écrire sur des maladies qui ont occupé un si grand nombre de médecins célèbres, si j'avais dû répéter seulement ce qui a été dit déjà tant de fois ; mais la médecine ne doit pas demeurer stationnaire, lorsque les autres sciences naturelles se perfectionnent. Les maladies ne changent point, il est vrai, avec les opinions des hommes ; mais on ne peut se dissimuler aussi que ces opinions sont singulièrement modifiées par les progrès des connaissances accessoires. C'est au temps à sanctionner ou à détruire les systèmes qu'on a créés, quelque séduisans qu'ils aient été pour les contemporains. Ce sont ces considérations qui m'ont déterminé à placer à la fin de

cet ouvrage, comme autant de monu-
mens authentiques, une nomenclature raisonnée des auteurs anciens et
modernes, les plus estimés, pour faciliter à ceux qui voudront, à l'avenir,
faire des recherches plus approfon-
dies sur cette branche importante de
la médecine pratique les moyens d'arriver heureusement à ce but. (1)

Les articles *amaurose* et *cataracte*
du Dictionnaire des Sciences médicales, ayant été traités par mes savans
collaborateurs, Messieurs Jourdan et

---

(1) Les listes données par Woolhouse, Taylor,
Guérin, M. Portal, M. Richerand, etc., ou sont incomplètes, ou ne sont pas suffisamment étendues ; l'ordre
alphabétique suivi par M. de Wenzel, nuit beaucoup à la clarté de la partie biographique de son ouvrage, dont les citations sont éparses dans deux volumes. J'ai préféré n'avoir égard qu'à l'ordre chronologique, afin de suivre plus immédiatement les progrès
de l'art.

Delpech, et n'ayant plus l'occasion de revenir sur cette matière, dans les articles qui me restent à faire pour ce dictionnaire, j'ai été bien aise, en publiant ce livre, de donner aux élèves qui suivent mes cours des maladies des yeux, des notions précises sur deux maladies également funestes, qui ne sont pas encore parfaitement connues, quoiqu'on les rencontre assez fréquemment dans la pratique; et enfin, d'aider les personnes qui ont le malheur d'en être affectées, à se bien diriger dans les traitemens qui leur conviennent.

A l'imitation des anciens médecins, j'avais écrit cet ouvrage en latin, parce que j'ai toujours pensé que ceux qui cultivent les sciences, devraient employer une langue universelle, entendue de tous les hommes lettrés; qui les garantît, en quelque lieu qu'ils habitassent, des altérations et des contre-sens qu'on reproche justement aux traducteurs; mais pour ne point me priver d'être lu par ceux qui ont perdu l'habitude des langues anciennes et par les gens du monde qui pourraient retirer quelqu'avantage de mon travail, je me suis déterminé à abandonner mon premier projet et à publier en français, ces recherches sur la cataracte et l'amaurose.

Quant à la classification des maladies des yeux, je ne me suis point asservi aux méthodes employées jusqu'à ce jour, parce qu'elles m'ont paru vicieuses, sans logique et propres à donner de fausses idées sur la nature et le véritable siége des maladies qui ne doivent point être décrites dans l'ordre anatomique; mais selon la coïncidence et les rapports organi-ques des parties lésées.

La classification suivante, que j'ai adoptée et dont je me sers avec avantage dans mes leçons publiques, diffère entièrement de celles qu'on trouve dans toutes les nosographies. Un seul ordre, divisé en dix genres sous-divisés en espèces, la constitue. J'en ai banni, autant que je l'ai pu, les dénominations oiseuses, dont les médecins oculistes se complaisaient autrefois à hérisser leurs descrip-tions, parce que le moindre incon-vénient attaché à l'emploi de ces mots barbares, était de surcharger inutilement la mémoire, sans rien laisser à faire à l'esprit.

CLASSIFICATION DES LÉSIONS OPTIQUES.

GENRES.	ESPÈCES.	

I.er Genre.

Inflammations
- des paupières — { Orgeolet. / Gravelle.
- de la conjonctive — { Ophtalmie. / Chemosis.
- de l'iris. — Iritis.
- du globe de l'œil.
- de la membrane de l'humeur aqueuse, d'où hypopion.
- de la cornée transparente.

II.e Genre.

Unions vicieuses
- Réunion des paupières entre elles.
- Adhérence des paupières au globe de l'œil.
- Oblitération des points et des conduits lacrymaux du sac et du canal nasal, qui donnent lieu à — { l'épiphora. / l'anchylops. / l'ægylops. / au larmoiement. / à la tumeur et à la fistule lacrymale.

III.e Genre.

Plaies
- du sourcil.
- des paupières.
- de la sclérotique.
- de la cornée.
- du globe de l'œil.

IV.e Genre.

Tumeurs
- Ulcères — { des paupières — { Eraillemens. / Lippitude. - Psorophtalmie. } / de la cornée.
- Excroissance de la caroncule lacrymale. — Encanthis.
- Tumeurs enkystées des paupières — { Loupes. / Lythiase ou gravelle.

V.e Genre.

Déplacemens
- Renversement — { des paupières. — Lagophtalmie des cils. — Trichiase ; trichiase de la caroncule.
- Chute — { de la paupière supérieure. — Prolapsus des poils des sourcils.
- Procidence de l'iris.
- Exophtalmie — { par abcès dans le tissu graisseux de l'orbite. / par l'exostose des os qui en forment les parois.

VI.e Genre.

Vices
- Cancer — { de la glande lacrymale. / du globe de l'œil.
- Rétrocession des vices — { arthritique. / dartreux. / herpétique. / psorique. / syphilitique.

VII.e Genre.
Altérations des
- Tissus — { Nuage de la cornée. / Taies. / Albugo. / Leucoma. — Ptérygion (végétations de la cornée.) Staphylome (tumeur de la cornée.)
- Humeurs — { Trouble de l'humeur aqueuse. / Cataracte. / Glaucome. / Hydrophtalmie. / Confusion.

VIII.e Genre.

Lésions de la sensibilité.
- Augmentation — { Nyctalopie. / Sthénie.
- Abolition — { Eméralopie. / Mydriasis. / Asthénie. / Amaurose — { idiopathique. / symptomatique. / métastatique. } / Paralysie.
- Perversion — { Aberrations. / Imaginations. / Diplopie. / Ataxie.

IX.e Genre.
Lésion des fonctions
- { Myopie. / Presbytie. / Occlusion de la pupille?

X.e Genre.
Lésions musculaires
- Strabisme — { interne. / externe. / supérieur. / inférieur
- Convulsion habituelle des yeux. — Clignottement.

NOUVELLES RECHERCHES

SUR

LA CATARACTE

ET LA GOUTTE SEREINE,

CHAPITRE PREMIER.

De l'état de la médecine oculaire chez les anciens.

Ce n'est point une histoire de la médecine que j'ai eu l'intention de faire, en écrivant ce chapitre sur l'état de la médecine oculaire des anciens ; j'ai voulu seulement jeter un coup-d'œil rapide sur cette partie de l'art qui a pour objet la conservation de la vue, et qu'on a presque toujours confondue, jusqu'à présent, avec les autres branches de la Médecine.

Ceux qui se livrent à l'étude des maladies des yeux me sauront quelque gré de mes recherches et seront bien aises de savoir à quelle époque ces maladies furent connues, quels moyens on employait pour les guérir , et quelles furent les opinions et les systèmes des premiers médecins qui s'en occupèrent.

Petit croit qu'il faut rapporter au temps d'Erasistrate et d'Hérophyle , médecins dogmatiques qui florissaient en Egypte sous les Ptolémées, Soter et Philadelphes, l'invention de l'abaissement de la cataracte. Les médecins Egyptiens étaient, à cet égard, plus avancés que les médecins grecs (1) qui, pensant que le cristallin était l'organe immédiat de la vision, préféraient

---

(1) Il n'est pas étonnant que les Egyptiens qui avaient étudié l'anatomie long-temps avant les Grecs , et qui , au rapport d'Acron d'Agrigente, avaient, antérieurement à la guerre du Péloponèse, des connaissances assez positives en hygiène , aient décrit, les premiers, avec exactitude , certaines maladies des yeux, très-communes dans leur climat; car l'ophthalmie endémique en Egypte fut toujours funeste aux Européens. Une grande partie des compagnons de S. Louis y perdirent la vue au 13.ᵉ siècle ; et dans la dernière expédition de 1798, cette ophthalmie, qui se termine ordinairement par la cécité , fit de grands ravages dans les deux armées anglaise et française (*). Le docteur Williams Adams , médecin de l'hôpital de Greenwich, lut en 1814 à la Société royale de Londres et à la Société de médecine de Paris, un mémoire fort intéressant sur cette maladie, qu'il appelle : *ophthalmie égyptienne*.

* Voyez la Relation historique de l'expédition de l'armée d'Orient en Egypte et en Syrie, par Larray, page 19 et seq.

rapporter la cécité à l'altération d'une humeur épanchée autour de la pupille que de l'attribuer à l'opacité de la lentille cristalloïde.

Ruffus, un des plus anciens médecins connus, dont les écrits nous ont été conservés par Oribase dans la vaste compilation qu'il entreprit, à la sollicitation de l'empereur Julien, croyait aussi que la cataracte consistait dans la coagulation d'une humeur placée entre la face postérieure de l'iris et la membrane qui enveloppe le cristallin ; il prenait cette maladie pour un vice de l'humeur aqueuse. Une pareille erreur serait tombée dans l'oubli si Galien ne l'eut accréditée dans ses écrits ; elle a été également partagée ensuite par Ætius, Paul d'Egine, Alexandre de Tralles, Actuarius, médecin grec, et par Marcellus Empyricus qui vivait au temps de Théodose premier vers l'an 415, ainsi que par les médecins arabes, qui n'ont été, comme l'on sait, que des compilateurs des Grecs. Ce sont eux qui changèrent le nom d'hypochisis que ceux-ci avaient donné à cette maladie en celui de cataracte, que nous avons conservé ; elle fut appelée, par d'autres, *gutta obscura*. Avicenne, Avenzar la définirent une *eau* située vers la prunelle, ce qui contribuait à perpétuer l'idée que la cataracte n'était qu'une concrétion de l'humeur aqueuse.

Quoique Hippocrate et Celse n'aient pas eu des idées bien précises sur la nature de la cataracte, ils ne sont point tombés dans les erreurs ridicules des autres médécins grecs (1).

Environ sept siècles avant l'ère chrétienne, long-temps avant Hippocrate, Euryphon, médecin grec, conseillait l'application des cautères sur la tête pour la guérison des maladies des yeux, et Diagoras, son contemporain, blâmait dès lors l'abus qu'on faisait de l'opium dans l'ophthalmie et l'inflammation des paupières.

L'impossibilité où les médecins grecs se trouvoient de disséquer des cadavres humains, ne contribuait pas peu à entretenir l'ignorance dans laquelle ils étaient sur l'anatomie, qu'ils ne pouvaient étudier que par analogie sur des animaux (1). Néanmoins on voit par les descriptions qu'Hippocrate donne des articulations

____

(1) Hoin, chirurgien à Dijon, a essayé de prouver, dans un mémoire lu à l'académie de chirurgie, en 1751, que Woolhouse s'était trompé en avançant que Hippocrate faisait dépendre la cataracte d'une humeur coagulée hors du cristallin.

(2) Alexandre a puissamment contribué à l'avancement des sciences naturelles à cette époque, en envoyant de toutes les parties de l'Asie, à son illustre précepteur, des animaux de toutes espèces pour les disséquer. Aristote introduisit un ordre admirable dans la zoologie.

dans ses divers traités *de vulneribus*, *de articu-lis*, *vel luxatis*, etc., qu'il savait très-bien l'ostéologie qu'on pouvait plus facilement étudier, il est vrai, que les autres parties de l'anatomie. Les incisions qu'il conseillait de faire à la tête, dans les maladies des yeux, feraient croire que la connaissance des diverses branches de cette étude ne lui étaient pas tout-à-fait étrangères.

Aucune science n'était si peu cultivée chez les Romains que la médecine, dont l'exercice était, presque toujours, l'occupation des esclaves et des affranchis. Archagathus fut le premier médecin grec qui, sous le consulat de Marcus Livius (1), vint s'établir à Rome. Pline rapporte (2) qu'il en fut chassé peu après, parce que les cautères, l'ustion et les autres médicamens actifs dont il faisait usage avaient inspiré la plus grande horreur au peuple, qui se dégoûta de la médecine et des médicamens.

---

par des découvertes précieuses basées sur l'observation et l'expérience ; mais il fit peu pour l'anatomie humaine, qu'il était réservé à l'école d'Alexandrie de porter à un très-haut degré de perfectionnement.

(1) Vers l'an de Rome 534, [220 ans avant J. C.] Voyez *Cassius hemina.*

(2) Pline, liv. 29, Hist nat., chap. 1. Cullen, *in præf. nosol.* — Castellan, *in vitâ medicor.*

Asclépiade de Prusia en Bythinie, qui se fixa à Rome environ cent ans après Archagathus, s'attacha à plaire par son éloquence et par des remèdes agréables, qu'il avait l'art de varier, selon le goût et le désir des malades ; mais ce ne fut que sous César que les médecins obtinrent le droit de citoyens Romains.

Le Cicéron des médecins, Celse existait sous les règnes d'Auguste, de Tibère et de Caligula ; on le range au nombre des médecins grecs, quoiqu'il ait écrit à Rome, parce que la médecine n'était exercée, dans cette ville jusqu'au temps d'Auguste, que par des médecins venus de la Grèce ou qui y avaient étudié. Quoique Celse n'ait point pratiqué, il a consacré plusieurs chapitres de son immortel ouvrage, *de re medicá*, à des matières chirurgicales ; et il a traité, fort au long, des maladies des yeux, dans les chapitres 6, 7 et 8 du livre sixième ; et dans le chapitre 7 du livre septième, il décrit, dans le plus grand détail, toutes les maladies connues alors de cet organe. Il croyait, comme ses prédécesseurs, que le cristallin était le siége de la vision (1). Il croyait aussi qu'on pouvait dissiper la cataracte commençante par des remèdes in-

____

(1) Vid. C. Celsus, lib. 7, cap. 7, n.° 13 et 14, pag. 432. Amsterd. 1687.

ternes, ce qui a été reconnu impraticable par
les modernes (1).

Galien, chirurgien à Pergame, exerça son art
à Rome sous l'empereur Marc-Aurèle, vers l'an
165 de l'ère chrétienne; il s'occupa beaucoup, de
pharmacie, et il dit lui-même, dans le chapitre
13 du livre des antidotes, qu'il possédait dans la
voie sacrée une boutique de drogues (2), qui
fut consumée par l'incendie qui, sous Com-
mode, détruisit le fameux temple de la Paix. Ce
médecin célèbre n'a point fait un traité particulier
des maladies des yeux; mais il en parle dans plusieurs endroits de ses ouvrages. Son sixième livre, intitulé *methodi medendi* et le chapitre 22
du livre *de oculis* sont, presque en entier, employés à indiquer l'usage de certains collyres.

Mais un empyrisme aveugle présidait à la confection de ces remèdes qu'on trouve décrits dans
tous les ouvrages des oculistes de ces siècles recu-
lés et dont les propriétés, vantées outre mesure,
ne sont, nulle part, déterminées avec précision.
Ils s'appliquaient moins à l'étude des maladies
qu'à la recherche d'un remède nouveau. Aussi
on verra, par le petit nombre de ceux que j'énu-
mérerai, à quel point étoit portée, sur l'effet

____

(1) Heister., institut. chirurg. amsterd. pag. 564.

(2) Archagathus avait une officine semblable située
au carrefour d'Acilius.

de ces médicamens, leur ignorance et leur crédulité. Galien, lui-même, dans le septième livre:
de simplicium medicamentorum facultatis ,
exalte les propriétés médecinales du lycium (1)
avec lequel Scribonius Largus, dans son livre,
de la préparation des médecines, chapitre 3 (2),
nous dit qu'on faisait des collyres pour les maladies des yeux. *Sed nulli collyriorum tantùm
tribuo, quantùm lycio indico verò per se. Hoc
enim inter initia, si quis ut collyrio inungatus
protinùs, id est eâdem die, et dolore præsenti
et futuro tumore liberatur ; supervacuùm est
autem nunc laudes ejus referre. In aliis enim
expertus intelliges simplicis rei vix credendo
effectus.* Les oculistes attachaient un tel prix
à avoir ce collyre exempt de sophistication que
plusieurs d'entre eux ont écrit des volumes en-
tiers pour indiquer les moyens de reconnaître
le vrai lycium de l'Inde du faux.

Dioscoride, en décrivant, fort au long, dans
le 133.ᵉ chapitre du livre premier de son ouvrage,
les propriétés salutaires du lycium, prévient qu'il

---

(1) *Lycium hoc in lyciâ cappadociâ plurimùm
provenit, sed indicum ad omnia valentiùs est.*

(2) *Scribonii largi, compositiones medicæ; recen-
suit J. Mich. Bernhold, Strasb. in-8.ₒ 1786.*

est souvent falsifié par l'addition du marc d'huile,
du suc d'absynthe ou même du fiel de bœuf (1);
et Pline, en faisant la même remarque, dit qu'il
était employé par les plus célèbres oculistes (1) de
même qu'un autre collyre qui paraît, d'après la
description qu'il en donne, avoir beaucoup de
rapports avec ceux dans lesquels nous faisons
entrer aujourd'hui, à petites doses, les sulfates de
zinc et d'alumine.

Ces collyres avaient, le plus ordinairement,
la consistance du miel; quelquefois aussi ils
étaient liquides (1). Chaque oculiste faisait fabriquer des vases en terre cuite, sur lesquels
il imprimait son nom et celui du remède avec

---

(1) Δολοῦται δὲ ἀμοργῆς τῇ ἑψήσει ἅμα μιγνύμενον, ἢ ἀψινθιὸν χυλίσματιῆ βοεί αχολῇ. Dioscorid. lib. 1. cap. 133.

(2) *Hâc in aquâ cum semine excerptá æro vase medicamentum fit; quod vocatur lycium. Ea spina et in Pelio monte nascitur, aduleratque medicamentum. Item aspholedi radix, aut fel bubulum, aut absyntium, vel rhus, vel amurca. Lycion aptissimum medicinæ quod est spumosum, Indi in utribus camelorum aut rhinocelotrum id mittunt. Spinam ipsam, in Græciâ quidam pyxacanthum chironium vocant.* Plin., lib. XII, cap. 7.

(1) *Coquuntur in aquâ tusi rami radicesque summæ amaritudinis, æreo vase pertriduum, iterumque exempto ligno donec mellis crassitudo fiat.* Plin., liv. XXIV.

des cachets ou des pierres gravées qui ont été dé-
crites autrefois par Scip. Maffei, Dunod, Caylus
Spon, Saxius, et récemment par MM. Millin et
Tochon, membres de l'Institut.

Marcellus Empyricus, qui était fort adonné à la
superstition, nous a conservé une foule de recettes au moyen desquelles on guérissait mira-
culeusement, moyennant certaines pratiques,
toute espèce de maux d'yeux. Il sera agréable
au lecteur de trouver ici rapportée une de ces
formules bien propre à donner une juste idée de
ceux qui, dans ces temps grossiers, se chargeaient
du soin de conserver la santé d'autrui : *Si vous
voulez*, dit-il, *enlever les corps étrangers en-
trés dans l'œil* (1) *frottez-le légèrement en pro-
menant les cinq doigts de la main sur sa sur-
face en disant trois fois :*

TE NUNC RESUNGE , BREGAN, GRESSO.

Crachez trois fois et faites cela trois fois.

*Item. Pendant que vous frotterez ainsi
l'œil du malade, ayez vous-même l'œil du*

---

(1) *Digitis quinque manus ejusdem cujus partis
oculum sordicula aliqua fuerit in gressa, percur-
rens et petractans oculum, terdices : te nunc re-
sungo, bregan, gresso. Ter deindè spues, terque fa-
cies. Item ipso oculo clauso qui carminatus erit,
patientem perfricabis, et ter carmen hoc dices,*

même côté fermé, et dites trois fois ces mots :

IN MON DERCOMARCOS AXATISON.

Sachez que cette recette est merveilleuse en pareil cas.

Voulait-il guérir ses malades de la lippitude, *il recommandait de graver sur une lame d'or, ces mots :* Ορυω ουρωδη *et de la suspendre par un cordon, au col du malade, cela le préservera efficacement et pour long-temps, si l'application est faite un lundi et que vous ayez été chaste.*

Galien cite aussi beaucoup de collyres appelés *melinum, psorium, diapsorium, armaticu- ad, caliginem et aspritudinem oculorum* (1), La plupart de ces collyres se préparaient, com-

---

et toties spues : in mon dercomarcos axatison: *scito reremedium hoc in hujus modi casibus esse mirificum.*

In lamellâ aureâ acu cupreâ scribes :

Ορυω ουρωδη.

et dabis vel suspendes ex licto collo gestandum prœligamen ei qui lippiet, quod potenter et diù valebit, si observatâ castitate die lunœ illud facias et ponas. Marcellus empyr., cap. VIII, pag. 270.

(1) *De compositione pharmac. secundum loc.* pag. 165 et 156, *et methodus medendi,* lib. 14, pag. 92; *Galeni opera ,* Venet, 1625 *in f.°*

me aujourd'hui, soit avec des substances végétales telles que les roses, le mucilage de coing, et alors ils les appelaient *lene medicamentum*; ou avec des substances minérales simples ou composées : l'acétate de plomb, des pierres précieuse, de la nature de celles qu'ils introduisaient dans quelques conserves ou confections, telles que le *misy* de Chypre, que Dioscoride indique comme très - propre à guérir les maladies des yeux (1).

Ces différens médicamens s'employaient avec diverses modifications au début de la maladie (*ad impetum*); pendant la violence de l'inflammation (*ad fervorem*) ; lorsque la maladie était à son déclin (*post impetum*), ou enfin lorsqu'elle arrivait à la dégénération gangreneuse (*ad chemosim*) (3). Il y avait des collyres *ad*

---

(2) Μίσυ δὲ παραληπτέον τὸ Κύπριον, χρυσοφανὲς, σκληρὸν, καὶ ἐν τῷ θραυσθῆναι χρυσίζον, καὶ ἀποστίλβον ἀστεροειδῶς. Δύναμιν δὲ ἔχει καὶ καῦσιν τὴν αὐτὴν τῇ χαλκίτιδι, δίχα τῆς τᾶ ψωρικᾶ κατασκευῆς, ἐν τῷ μᾶλλόν τε καὶ ἧττον διαφέρον. Τὸ δὲ Αἰγύπτιον, πρὸς μὲν τἄλλα διαφέρει ἐμπρακτικώτερον ὂν· πρὸς δὲ τὰς ὀφθαλμικὰς δυνάμεις, πολλῷ λείπεται τᾶ προειρημένου.

Dioscorid. Περὶ Μίσυος. Lib. v, c. 117.

(3) On peut voir, sur l'opinion que les anciens oculistes se faisaient de l'action des remèdes dans les différens degrés des maladies des yeux, ce que dit Marcellus Empyr. , dans le chap. 8.

*recentes et ad veteres caligines et scabritias
oculorum.*

Paul d'Egine, le dernier des médecins grecs
et romains, nous a laissé dans un traité *de oculorum morbis* qui fait partie de son grand et bel
ouvrage *de re medicâ* (1), justement estimé, des
détails intéressans sur les maladies des yeux, et
sur les traitemens employés jusqu'au temps où
il vivait. Il n'a pu se garantir entièrement de l'esprit de son siècle ; car nous avons de lui un grand
nombre de formules dans lesquelles on ne remarque pas cependant l'ignorance et la routine
de ses prédécesseurs.

On trouve aussi dans le 90.ᵉ sermon d'Ætius,
d'Amide, page 356, un chapitre intitulé : *colly-
ria ad aspritudines et extersoria* qui renferme
beaucoup de recettes à peu près semblables à
celles contenues dans le chapitre de Galien,
ayant pour titre : *de aspritudine palpebrarum*

Ce même Ætius nous a laissé plusieurs chapitres renfermant des choses utiles sur diverses
maladies des yeux : *de malignis oculor. ulceri-
bus* (liv. 2, serm. 3, chap. 32.) dans le suivant
il traite *de myocephalis* et dans le 113.ᵉ chap.
il conseille, contre les ulcères de mauvaise na-

____

(1) in-fol. Venet, 1528.

ture (*ulcera maligna oculor.*), l'usage du lait de femme qu'Alexandre de Tralles avait préconisé dans l'Ophthalmie, ainsi que le collyre fait avec des jaunes d'œufs et de l'encens (*dialibanos*) décrits long-temps avant lui par le médecin Junius Taurus (1).

Les détails dans lesquels nous venons d'entrer, qu'il serait fastidieux, peut-être, de prolonger davantage, prouvent suffisamment qu'il existait un très-grand nombre d'oculistes dans la Grèce et à Rome. Tout porte à croire qu'avant l'établissement des médecins dans cette contrée, il y avait déjà des hommes qui n'avaient d'autre profession que de fabriquer et de vendre des remèdes pour la guérison des maux d'yeux et que ces médecins furent attachés, en très-grand nombre, aux armées Romaines, pendant l'invasion des Gaules, parce qu'on pensait que le soldat, étant exposé, par état, à ces maladies, à cause des marches forcées, du contact de la poussière, de la fati-

---

(1) *Lac muliebre cum vitellis ovorum et rosaceo super impositum, mirificè lenit, inflammationesque oculorum admodum ferventes concoquit. Ad maximas autem inflammationes, tumidioresque benefacit, et crocus cum micâ panis luteisque ovorum ac rosaceo, etc.* Alex. Trallianus, 168. de remediis quæ extrinsecùs ponuntur.

gue, etc., il était nécesssaire qu'il y eut, dans chaque armée, un nombre suffisant d'oculistes toujours prêts à préparer et à distribuer les médicamens propres à la guérison de ces maladies, comme semblerait l'indiquer la description d'un de ces collyres que Marcellus dit convenir *ad calligines et cicatrices* EX ITINERE ET PULVERE *et fumo collectas.* Un autre motif qui autorise cette conjecture, c'est la quantité de vases, de cachets d'oculistes et de pierres gravées qu'on a trouvées en Allemagne, en Hollande, en Angleterre, dans les Gaules, dans tous les lieux enfin où les Romains ont eu des camps, des établissemens, tandis qu'on en trouve beaucoup moins, en Italie où les savans ont fait cependant les mêmes recherches qu'ailleurs.

Ces médecins étaient, au reste, fort ignorans dans la pratique de leur art; car la majeure partie des écrits qu'ils nous ont laissés ne sont que des recueils indigestes d'antidotes et de secrets qui attestent seulement leur insuffisance et leur nullité. On ne trouve point dans ces énormes infolios, la description d'aucun procédé opératoire. L'organisation de l'œil était entièrement ignorée par ces faiseurs de collyres, qui ne connaissaient, de l'organe de la vue que la partie apparente. Les maladies résultant d'affections intérieures, les sympathies n'existaient pas pour eux; aussi point de méthode dans leurs inutiles travaux ; point de traitemens dérivatifs, point de raisonne-mens dans leur fastidieuse thérapeutique ; tout se bornait à l'emploi des collyres, dont les dénomi-nations, la forme, la nature et la composition va-riaient à l'infini. Cette ignorance profonde des plus simples notions anatomiques provenait aussi, il faut l'avouer, de ce que les dissections étaient interdites dans ces siècles grossiers et supersti-tieux où l'on considérait comme impurs ceux qui approchaient des cadavres (1).

Les Arabes qui succédèrent aux médecins grecs et romains dénaturèrent dans d'énormes compilations les travaux de leurs prédécesseurs ; la nature ne fut plus explorée ; à la pharmacolo-gie des Galénistes succéda la manie des instru-mens de chirurgie ; chaque chirurgien était ja-loux d'avoir un arsenal de son invention. Aussi est-ce un dédale que l'étude de la chirurgie de

---

(1) Mundinus, chirurgien de Bologne, fut le pre-mier qui, vers la fin du 13.ᵉ siècle, osa disséquer pu-bliquement des cadavres, ce qui n'avait point été pra-tiqué, depuis la suppression de l'école d'Alexandrie ; les médecins s'étant bornés, pendant plus de dix siè-cles, à la dissection d'animaux, spécialement des singes qu'on croyait avoir plus de rapports qu'aucun autre avec la structure de l'homme.

cette époque, où les médecins semblaient prendre moins à tâche de guérir leurs malades que de les épouvanter par l'appareil redoutable des moyens dont ils se servaient. Cette doctrine subsista jusqu'au temps de Guy-de-Chauliac, le dernier des Arabistes, qui a eu, dans nos écoles, une si grande vogue. Il serait superflu de rappeler les instrumens ou plutôt les machines qu'ils avaient imaginées, puisqu'elles sont, depuis longtemps, tombées dans l'oubli. Al Bucasis, le plus célèbre des chirurgiens arabes, s'affranchit de la routine dominante et parla, d'une manière convenable, des moyens propres à guérir la cataracte par opération (1).

L'école de Salerne, fondée par des Bénédictins du pays de Naples, restaurée en 792 par Charlemagne et plus tard par l'empereur Frédéric II, qui semblait devoir, par sa composition, faire renaître le goût de l'observation des temps anciens, fut entraînée par l'esprit du siècle et céda bientôt à cette fureur de controverse et d'argumentation qui était entretenue par les dogmes d'une scolastique aussi absurde que ténébreuse. Il ne nous reste, de cette école fameuse, qu'un

---

(1) Lib. 2, cap. 23.

poëme diététique (1), attribué à Jean de Milan,
qui ne renferme rien d'utile pour la médecine
pratique en général, et moins encore pour la
partie qui est l'objet de nos recherches ; ce sont
des préceptes vagues ou des recettes insignifian-
tes telles qu'on en trouve dans tous les ouvrages
écrits à cette époque, bien stérile en productions
utiles.

Voici ce qui est dit dans le quatrain 104,
traduit ainsi par un médecin de Montpellier :

Le bain, le vin, l'amour, le vent, l'ail, la lentille,
Le poivre, les oignons, les fèves, les poireaux,
La moutarde, les pleurs, le soleil quand il brille,
La poussière, le feu, le heurt, les grands travaux,
　　Aux yeux causent bien du dommage ;
　　Veiller, nuit encor davantage. (2)

J'ai presque dépassé le but que je m'étais prescrit en me proposant de rendre compte succincte-

----

(1) Ce recueil intitulé : *De medicinæ Salernitanæ,
id est, conservandæ bonæ valetudinis præcepta*,
a été, selon les uns, composé en 1100 et dédié à un
roi d'Angleterre, Robert, duc de Normandie, qui, atteint d'une fistule, alla à son retour de la terre sainte,
consulter les médecins de Salerne ; et, selon d'autres, à
Edouard, aussi roi d'Angleterre.

Le père Pagi, dans sa critique des annales de Baro-
nius, à l'année 1087, prétend que ce poëme a été composé dès l'an 1066.

(2) Cette traduction qui ressemble assez, pour le style,

ment de l'état de la médecine oculaire chez les anciens. Je ne dirai donc point de quels préjugés ridicules leurs théories furent infectées par l'astrologie judiciaire, l'uroscopie et la croyance à la vertu de certains talismans, aux songes, etc. On sait que ces temps d'ignorance furent suivis, avant la renaissance des lettres, d'une époque plus ténébreuse encore s'il est possible. Le fougueux Paracelse professeur de l'université de Bâle, jeta solennellement dans un bûcher les ouvrages de Galien et d'Avicenne, parce que ce qui avait été écrit dans la Grèce ne pouvait, disait-il, convenir à l'Allemagne. Il substitua à tout ce qui avait été enseigné jusqu'à lui, ses esprits, ses alcalis, ses acides. Aussi l'on vit, tour-à-tour, le chimisme, le solidisme, le mécanisme, se disputer scandaleusement le domaine de la médecine.

Ceux qui seront curieux d'avoir, sur cette matière, plus de détails que je ne dois en donner ici, pourront lire, avec fruit l'intéressante collection d'Henry Etienne, connue sous le titre

---

aux centuries de Nostradamus, est néanmoins exacte.

Balnea , vina , ventus , piper, allia, fumus,
Porrhum cum cœpis, faba , lens , fletusque , sinapi,
Sol , coïtusque, ignis, labor, ictus, acumina, pulvis,
Ista nocent oculis , sed vigilare magis.

de *Medicæ artis principes post Hipocratem et Galenum.* Paris, 1572, 2 vol. in-fol., l'ouvrage que Walchius publia en 1772 in 8.º, et les observations que P. Wesseling consigna, en 1754, dans le troisième vol. des Mémoires de l'Académie de Jéna, sur les médecins oculistes des anciens (*Acta societatis latinæ jenensis.* Tom. 3, pag. 48, *Jenæ*, 1754).

CHAPITRE SECOND.

Exposé comparatif des diverses opinions, émises jusqu'à ce jour par les médecins, sur la nature de la cataracte.

Il est peu de maladies sur laquelle on ait plus écrit que sur la cataracte et sur laquelle aussi les opinions aient été plus divergentes. Les anciens se trompaient sur l'étiologie de cette maladie qu'ils supposaient être produite par un amas d'humeurs coagulées dans les chambres de l'œil (1), n'imaginant pas que le cristallin, qu'ils croyaient être l'organe immédiat de la vision, fût le siége du mal ; et cette erreur a subsisté depuis Hippocrate jusqu'au dix-huitième siècle.

____

(1) *Igitur vel ex morbo vel ex ictu concrescit humor sub duabus tunicis qua locum vacuum esse proposui : isque paulatim indurescens interiori potentiæ se opponit ; quædam sanabiles, quædam quæ curationem non admittunt.* Corn. Celsus, lib. VII.

Tous les médecins qui ont existé pendant cet espace de près de deux mille ans, toutes les sectes, les plus opposées sur d'autres points, se réunissaient sur celui-là, quoique depuis Hérophyle (1) qui avait pratiqué l'opération de la cataracte par déplacement, plus de cinq siècles avant J.-C., l'expérience, constamment en opposition avec leur système, eût dû les détromper. On ne conçoit pas comment Celse lui-même qui a si bien décrit cette opération, a pu partager l'erreur de ses contemporains (2).

---

(1) Beaucoup de personnes, qui n'ont pas étudié les anciens, croient mal à propos, que Guillaume de Salicet, de Plaisance, chirurgien du 13.e siècle, qui professa à Vérone, est l'inventeur de cette opération, parce qu'il a écrit (dans son traité de *Summa conservationis et curationis, auct. Guillelmi Saliceti, Lipsiæ* 1495), qu'abaisser la cataracte c'était déplacer une membrane avec l'aiguille. Mais Hérophyle qui, au rapport de Tertullien (*), avait disséqué plus de six cents cadavres, pour découvrir la structure du corps humain, n'avait pas manqué d'occasions de s'exercer au manuel de cette opération. Comment, dans ses recherches, n'a-t-il pas reconnu le siége et la véritable cause de cette maladie?

(2) *Post hæc in adverso sedili homo collocandus est loco lucido, lumini adversus sic, ut contrà me-*

(*) Tertul. lib. de anima. cap. 10. Cicer. qu æst. academ. 1. 2.

Hippocrate, ainsi que les médecins grecs, rangeaient le glaucome au nombre des maladies organiques de la lentille cristalloïde, mais il croyait cette infirmité incurable, par suite de ses idées sur le mécanisme de la vision.

Quand les malades étaient assez heureux pour que les médecins prissent le change sur l'état

---

dicus paulò altiùs sedeat : à posteriore autem parte caput ejus qui curabitur, minister contineat, ut immobile id præstet ; nam levi motu eripi acies in perpetuum potest. Quin etiam ipse oculus qui curabitur, immobilior faciendus est, super alterum lanâ impositâ et deligatâ (curari verò sinister oculus dextrâ manu, dexter sinistrâ debet). Tùm acus admovenda est, acie acutâ, ac fortis aut certè non minimùm tenuis ; eaque demittenda, sed recta est per summas duas tunicas medio loco inter nigrum oculi et angulum tempori propiorem è regione mediæ suffusionis sic, ut ne quâ vena lædatur. Neque tamen timidè dimittenda est, quià inani loco excipitur. Ad quem quùm ventum est, ne mediocriter quidem peritus falli potest, quià prementi nihil renititur. Ubì ergo eò ventum est, inclinanda acus ad ipsam suffusionem est ; leviterque ibi verti et paulatìm eam deducere infrà regionem pupillæ debet ubi deindè eam transiit vehementiùs imprimitur ut inferiori parti insidat. Si hæsit, curatio expleta est ; si subindè redit, eadem acu magis concidenda, et in plures partes dissipanda est, quæ singulæ et faciliùs condun̄tur, et minùs quam latæ officiunt. Post hæc educenda acus recta est, imponendumque est lanâ molli exceptum ovi album, et suprà, quod inflammationem coërceat, atque itâ devinciendum.

du cristallin, et que le glaucome fut reconnu pour ce qu'ils croyaient être la cataracte, l'opération, suite de cette heureuse méprise, leur rendait la vue (1). Ce succès qui détruisait la doctrine reçue n'était avantageux qu'à celui qui en était l'objet, parce qu'entraîné par l'autorité de la croyance générale, l'opérateur, lui-même, qui venait de déprimer le cristallin, n'avait cru déchirer que cette membrane imaginaire, cause fictive de la cataracte.

Mais il ne convient pas d'insister, plus long-temps, sur une critique qui serait, peut-être, de notre part, un manque d'égards pour les anciens qui, privés des ressources que l'anatomie a procurée aux modernes, ne pouvaient s'assurer

---

Post hæc opus est quiete, abstinentiâ, lenium medicamentorum inunctionibus, cibo (qui postero die satis maturè datur) primùm liquido ne maxillæ laborent, deindè inflammatione finitâ, taliqualis in vulneribus propositus est, quibus, ut aqua quóque diutiùs bibatur, necessariò accedit. Cornel. Celsus, *De re medicâ*, lib. 7, sect. ij.

(1) *Glaucoma et suffusionem veteres unum eumdemque morbum esse existimârunt : posteriores verò glaucomata humoris glacialis, qui ex proprio colore in glaucum convertatur et mutetur, morbum esse putaverunt : suffusionem verò esse effusionem humorum inter uveam et cristalloïdem tunicam concrescentium ; cæterùm glaucomata omnia curationem non recipiunt : suffusionem verò recipiunt, sed non omnes.*

Oribasse, Abrégé de médecine, liv. 8, chap. 47.

de l'exactitude d'un fait qui, d'ailleurs n'était alors contesté par personne.

On pourrait, à bien plus juste titre, s'étonner, que des chirurgiens célèbres du dix-huitième siècle, l'ornement et la gloire de l'Académie des sciences, se soient refusés, avec une inconcevable opiniâtreté, à se rendre à l'évidence des faits, lorsque tout ce qu'il y avait de plus distingué en médecine ne mettait plus en doute l'existence de la cataracte cristalline ; lorsque l'autopsie cadavérique avait, depuis long-temps, converti en réalité les conjectures des anatomistes; lorsque Boërhaave enseignait publiquement (1) à ses nombreux disciples une doctrine que les membres de l'Académie des sciences et de chirurgié de Paris seuls refusaient d'admettre pour une vérité.

Quarré, chirurgien de Paris, fut le premier qui, en 1633, avança, dans un cours public, que ce qu'on avait pris, jusqu'alors, pour la cataracte était le glaucome, et que ce qu'on avait pris pour le glaucome était la cataracte. Gallien avait émis autrefois une semblable idée, dont celle du chirurgien de Paris ne paraît être que le développement. (2) Quarré n'a point écrit, mais

____

(1) A Leyde, en 1708.

(2) *Glaucoma apparentiam habet hypochimatis et cum utrumque aspicitur per iridis foramen quod*

Rolfincius, qui tenait ce fait de Schellamer le rapporte dans ses dissertations anatomiques, imprimées en 1656, livre premier, chap. 13.

Long-temps avant Quarré, le père Scheiner,
jésuite allemand, avait dit, dans son ouvrage :
de *oculus et fundamentum opticum*, que la vision se faisait dans la rétine.

En 1687, Pierre Borel se déclara partisan de
l'opinion de Quarré. Peu après, Lasnier, chirurgien de Paris (1), enseigna la même doctrine
et prouva que le cristallin n'était pas indispen-
sable à la vision. (2)

Dès 1682, maître Jan, chirurgien à Méry-
sur-Seine, fit sa première opération de la cataracte sur un maréchal de Châtillon, quarante an-

---

*pupilla vocatur, facilè alterum pro altero accipi-
tur, inspicientemque decipit, qui in hac re minus
fuerit exercitatus : forma enim colorque et cætera
accidentia utrique malo plerùmque sunt commu-
nia.* Galenus.

(1) Recherches sur la chirurgie, pag. 404.

(2) Kepler reconnut, en 1604, que la transparence
du cristallin ne lui permet pas de retenir les rayons lumineux, et qu'il remplit seulement l'office d'une lentille destinée à recevoir le cône des rayons lumineux et
à les réfracter et les réunir derrière elle, en un cône
nouveau, dont le sommet va frapper la rétine pour y
peindre les objets. J.

nées avant celle qui a fait une si grande réputation à Chéselden, chirurgien de Londres. Voici comment il raconte lui-même ce qu'il éprouva : « Cette » opération a été la première qui a commencé à » me désabuser de l'opinion commune ; car je rai- » sonnais ainsi : si la cataracte est une membrane » qui s'engendre entre l'uvée et le cristallin, étant » séparée, elle ne peut contenir un si grand es- » pace, et on pourrait aisément la loger au-des- » sous de la prunelle sans qu'elle incommodât, » et d'ailleurs, la vue serait aussi bonne comme » elle était avant la naissance de la cataracte. Si » c'est une pellicule qui se détache du cristallin, » à la vérité la vue devrait être diminuée après l'o- » pération, mais cette pellicule ne devrait pas pa- » raître sous un aussi gros corps ; il faut donc, » disais-je, que ce soit véritablement le cristallin » altéré que l'on abaisse. Je n'avais point de peine » à concevoir comment on pouvait voir sans cris- » tallin : j'en étais déjà persuadé par raison d'op- » tique, et par le sentiment de Plempius rapporté » au chap. 22 de la description de l'œil ; mais ce » qui m'embarrassait, c'était je ne sais quoi de » blanc que j'avais vu flotter dans l'humeur aqueu- » se » (1). Le *je ne sais quoi de blanc* n'était

---

(1) Antoine Maitre Jan, 1.ere partie, chap. 3, 1.ere ob-servat. sur la cataracte. Troyes, 1707.

probablement autre chose que des lambeaux de la capsule cristalloïde déchirée, auxquels il a donné dans plusieurs endroits de son livre, le nom d'*accompagnemens de la cataracte*.

Dans la troisième observation, il s'exprime ainsi sur le même sujet: « Quelque temps après, un » pauvre passant mourut dans notre hôpital; j'a- » vais pris garde, la veille de sa mort, qu'un de » ses yeux était travaillé d'une cataracte; peu » après qu'il fut mort, je séparai l'œil de son or- » bite, et je le portai chez moi. L'ayant ouvert, » je remarquai que cette cataracte occupait la » place du cristallin et je crus bien que c'était le » cristallin même. En effet, après l'avoir séparé » aisément avec la pointe de mon scalpel, je re- » connus que c'était véritablement le cristallin » entièrement altéré. Je le rompis avec les doigts » pour m'en assurer davantage, et je remarquai » que sa substance était semblable à celle d'un » cristallin infusé dans une liqueur acide.

» Après cette observation, je n'eus plus be- » soin de raisonner sur les observations que je » faisais en opérant, pour me fortifier dans l'o- » pinion que je tenais. J'en étais convaincu de » vue et de fait; cependant je n'en pouvais en- » core convaincre les autres. On m'alléguait que » je pouvais me tromper, et que c'était peut-être » un glaucome; que quand on aurait abaissé ce

» corps, pendant la vie de cet homme, il n'aurait
» peut-être pas vu, à cause du défaut du cristal-
» lin ; que, pour détruire une opinion générale-
» ment reçue, il fallait des observations qui ne
» laissassent aucun doute, et beaucoup d'autres
» raisons de cette nature, qui me donnaient lieu
» d'admirer la facilité avec laquelle on embrasse
» une opinion peu soutenable et la difficulté qu'on
» a de l'abandonner, quand on en est une fois
» prévenu (1).

En 1695, Petrus Albinus soutint à Francfort
une thèse qu'on trouve dans la collection de Haller, confirmative de l'opinion de maître Jan.

Gassendi (2), Mariotte (3), Rohant (4), et
beaucoup d'autres se rendirent à l'évidence ; néanmoins, ni l'opinion de ces savans, ni une foule de
mémoires et d'observations qui arrivaient, de toutes parts, à l'Académie royale des sciences, ne
purent déterminer cette société célèbre à renon-

------

(1) Il était réservé à Daviel, inventeur de la méthode par extraction, de résoudre cet important problème, qui a reçu ensuite de nouveaux développemens par les importans travaux de MM. Lafaye, Demours, Wenzel.

(2) Gassendi, oper. phys. , tom. 2.

(3) Découvertes nouvelles sur la vue, 1668.

(4) Tractat. phys. tom. 1, pag. 416 et seq.

cer aux anciennes erreurs ; l'opinion de Galien l'emportait sur les faits ; on discutait beaucoup, mais on n'examinait point. On s'étayait de l'autorité des auteurs dans lesquels chacun prenait isolément ce qui convenait à l'appui de sa théorie. Maître Jan ne put se défendre de ce travers, puisqu'il prétendait que Galien lui-même avait connu la cataracte cristalline ; il invoquait d'un passage extrait du livre *de Oculis* (1), et la cataracte, au moyen de ces allégations, passait toujours pour une pellicule formée dans l'humeur aqueuse, entre l'uvée et le cristallin.

Brisseau, chirurgien de Tournay, qui a donné le nom de chambres à cette partie de l'œil qui renferme l'humeur aqueuse, présenta, en 1705, à l'Académie des sciences, un mémoire qui tendait à prouver, par des raisonnemens positifs, que le cristallin n'était pas l'organe immédiat de la vue,

---

(1) *Hujus aquæ color est diversus : quædam enim aëri ; quædam vitro assimilatur, alia est quasi album habens colorem, alia quasi cæli colorem, alia quasi viridem, alia quasi venetum : undè antiqui cataractas ; veneticos oculos appellaverunt ; sed differentia est, quià venetici oculi duobus modis fiunt, vel propter aquam, si nimiùm fuerit coagulata, vel propter siccitatem quam patitur cristallinus.* Galenus. *De oculis*, cap. 22, particul. 4.

et que l'opacité de ce corps constituait la cataracte.

L'Académie considéra cette assertion comme un paradoxe, et trois de ses membres, MM. De la Hyre, Merry et Littre se chargèrent de faire l'apologie des idées reçues, contre le chirurgien de Tournay.

Enfin parut, en 1707, le traité de maître Jan, destiné à faire une révolution dans la médecine oculaire. Il confirma, dans cet ouvrage, par des observations nouvelles, la découverte de Brisseau, ou, pour mieux dire, celle de Quarré.

Désirant de connaître la vérité, Mareschal, Petit médecin, Petit chirurgien, De la Hyre, Saint-Yves se réunirent et firent de nombreuses expériences sur des sujets cataractés, qui, toutes, déposèrent en faveur de l'opinion de Brisseau. Voici comment Saint-Yves s'exprime sur l'erreur qu'il avait long-temps partagée avec ses confrères : « J'ai été, comme eux, un assez long » temps, dans l'opinion que la cataracte, gué- » rissable par l'opération, était toujours une » membrane qui s'était formée dans l'humeur » aqueuse, mais les réflexions que j'ai faites m'en » ont entièrement détrompé » (1).

---

(1) Nouveau traité des maladies des yeux, chap. 14, pag. 242. Paris, 1722.

On vit alors M. Bourdelot, médecin ordinaire du Roi, vieillard respectable, qui était affecté, depuis plusieurs années, d'une cataracte, se dévouer, pour mettre fin à cette querelle scandaleuse. Il se fit opérer publiquement par Mareschal. Cette opération fut le triomphe de Brisseau.

Un autre médecin de Paris, M. Genty, légua ses yeux à M. Merry, afin qu'il pût faire sur lui une expérience utile. M. Genty qui était persuadé de l'existence de la cataracte cristalline, eut la satisfaction, en recouvrant la vue, d'être une preuve irréfragable de la justesse des nouvelles opinions (1).

Hunter, professeur de médecine à Altorf, publia, en 1713, un mémoire à l'appui des nouvelles opinions, auquel il fut répondu, dans les journaux du temps, par Woolhouse, partisan outré du Galénisme. Ces discussions entre Hunter et Woolhouse, qui ont donné lieu à beaucoup d'écrits de part et d'autre, éclairèrent l'opinion, et se prolongèrent, soit dans le Mercure de France, soit dans le Journal des Savans, jusqu'à l'année 1722, époque à laquelle Saint-Yves

---

(1) Voyez Mém. de l'académie, 1713.

répondit avec beaucoup de modération à la lettre critique de Woolhouse.

Néanmoins, la nouvelle découverte reçut quelques ébranlemens des travaux de Woolhouse, Littre, Winslow, Bouquet et Lancisi, qui découvrirent des cataractes membraneuses. Les discussions recommencèrent à cette occasion avec plus d'acharnement que jamais. On vit de nouveaux mémoires, de nouvelles observations, des recherches qui avaient une apparence de bonne foi, détruire tout ce qui avait été avancé précédemment sur l'évidence des cataractes cristallines. Que ne peuvent les passions excitées par le fanatisme de l'esprit de secte ! Les antagonistes de la cataracte cristalline crurent leur cause gagnée, puisqu'ils étaient parvenus à prouver que la cécité ne provenait pas seulement de l'opacité du cristallin, mais aussi de ses membranes.

Hecquet et Fizes s'efforcèrent d'accréditer l'idée peu admissible alors de l'existence positive d'une membrane entre l'uvée et le cristallin. Leur aveuglement était tel qu'ils présentèrent à l'examen des oculistes, des sujets qui avaient seulement un dépôt (hypopion) dans la chambre postérieure.

En 1722, Lapeyronie et Morand dissipèrent tous les doutes, en démontrant qu'il y avait deux espèces de cataractes, l'une glaucomatique ou cristalline, et l'autre membraneuse ou capsulaire, qui est très-rare, provenant de la perte de transparence de la capsule, et non point de l'épanchement d'une humeur coagulée vers la pupille, comme le pensaient les galénistes; opinion qui a prévalu sur celle de Petit, consignée dans les Mémoires de l'Académie royale des sciences pour 1730, où il cherche à établir que la capsule demeure toujours diaphane, même dans les cataractes glaucomatiques.

Tenon, chirurgien de Paris, essaya, en 1757, de renouveler l'assertion que toutes les cataractes étaient capsulaires, parce qu'il avait trouvé un très-grand nombre de cristallins transparens après l'opération. Il prétendait que la couleur jaune que prend la lentille chez les vieillards lui donnait, quelquefois, l'aspect opaque. Il s'attacha, plus tard, à prouver que la cataracte pouvait résulter de l'opacité de l'humeur de Morgagny, ou être reproduite, après l'opération, par des lambeaux flottans de la membrane divisée (1).

Personne ne révoque en doute aujourd'hui l'existence des cataractes membraneuses ou secondaires que constate, chaque jour, l'opération de la cataracte par extraction. Mais comme les

---

(1) Voyez Mercure de France, décembre, 1764, pag. 131.

meilleurs moyens peuvent servir d'appui à l'erreur, cette opération, qui aurait dû naturellement éteindre tous les doutes, en démontrant que le cristallin extrait de l'œil n'empêche point la vision de s'effectuer, ne servit pas même à faire mieux distinguer les diverses espèces de cataractes qui peuvent établir momentanément la cécité; avantage que n'avaient point eu les anciens avec la méthode par abaissement, qui ne laissait souvent même après la mort, aucune trace de l'état antérieur de la maladie. (1)

---

(1) Rien n'est plus constant que la dissolution du cristallin dans l'humeur aqueuse, quoiqu'en aient dit les partisans de la méthode par extraction. J'ai plusieurs fois observé, dans ma pratique, qu'en très-peu de temps ce corps était entièrement absorbé, surtout lorsqu'il est dépouillé de sa capsule. Scarpa cite plusieurs faits à l'appui de ce que j'avance, entre autres l'histoire d'un homme de Pavie, qui mourut précisément un an après avoir été opéré, et dont le cristallin était profondément enfoncé dans l'humeur vitrée et réduit aux trois quarts de sa grandeur naturelle. *Voyez* Scarpa, mal. des yeux, tom. 2, pag. 84.

Licet cataracta non satis intrà pupillæ regionem sit depressa, dummodò in particulas sit divisa, perfecta visio inter sex aut octo septimanas sæpissimè redit, licet tota operatio absque ullo fructu peracta videatur; quod aliquoties experientiâ edoctus, loquor.

Chirurgia Barbettiana, cap. XVI, part. 1.

Ainsi, près d'un siècle à été employé à disputer sur la nature et les différentes espèces de cataractes à une époque où les connaissances anatomiques et les talens des compétiteurs auraient dû, ce semble, donner, de suite, la solution du problême.

CHAPITRE III.

De la cataracte en général.

Il existe un grand nombre de traités, *ex professo*, sur la cataracte. Néanmoins, cette importante matière est loin d'être épuisée, et il reste encore beaucoup de choses à dire. Presque tous les auteurs qui se sont occupés de cette maladie paraissent plutôt s'être attachés à dire des choses nouvelles que des choses vraies; aussi les connaissances n'ont point été perfectionnées, comme semblaient devoir le faire espérer les nombreux volumes sortis de leur plume féconde. On ne trouve presque rien de positif sur les symptômes de la cataracte ; des erreurs sans nombre ont été avancées sur les causes qui peuvent la produire. On est souvent distrait, dans la lecture de ces livres, par des détails fastidieux sur de prétendus moyens de guérison, donnés comme infaillibles avec une assurance qui en imposerait à

celui qui n'aurait pas, devers lui, pour s'en garantir, une longue expérience.

C'est pour essayer de jeter quelques lumières
sur cette partie, encore obscure, de la médecine
oculaire, que je me suis proposé de faire un examen raisonné, des questions suivantes :

1.º Y a-t-il des symptômes positifs d'après
lesquels on puisse, dans des cas douteux, établir
l'existence de la cataracte.

2.º Quelles sont les causes de la cataracte ?

3.º Peut-on la prévenir ?

4.º Peut-on la guérir, et comment ?

I. La première de ces questions offre un très-
grand intérêt, soit parce qu'on a mis au nombre
des symptômes caractéristiques de la cataracte
des accidens qui n'en sont que des complications
fortuites, soit parce que beaucoup d'hypothèses
qui ont eu autrefois du succès sont aujourd'hui
démenties par l'expérience et ne peuvent être
adoptées dans l'état actuel de nos connaissances.

Les principaux caractères de la cataracte sont
tranchans, il est vrai, et d'une application, en
apparence, facile ; mais si l'on réfléchit que ces
caractères généraux sont souvent infidèles, on
sentira la nécessité de s'attacher à des signes plus
certains pour reconnaître les symptômes variés
de cette maladie, sur laquelle il arrive, tous les
jours, que les praticiens les plus exercés portent

dès jugemens opposés ; en sorte que les malades
loin d'être consolés, après avoir réclamé les conseils des gens de l'art, demeurent plongés dans
une affreuse incertitude. Cela provient, je pense,
de ce qu'on confond souvent les symptômes es-
sentiels, avec les symptômes secondaires, *et vice
versâ.*

Les occasions fréquentes que je rencontre d'ex-
périmenter sur les maladies des yeux, dans le
vaste établissement confié à mes soins, m'ont mis
à même de recueillir des observations précieuses
sur lesquelles seront basées les remarques que je
vais faire.

La cataracte est ou congéniale ou spontanée.
Les auteurs ont dit très-peu de chose de la première de ces deux espèces qui, quoiqu'assez fréquente, est d'un diagnostic très-difficile, parce
qu'elle se développe à une époque de l'existence
qui exclut tout moyen d'observer. On croit généralement qu'aussitôt que la lentille devient opaque, elle se dissout graduellement et qu'il en résulte une cataracte laiteuse. Il est bien vrai que
ces cataractes des nouveaux nés n'ont pas la so-
lidité de celles qu'on rencontre chez les adultes,
et que ce qui les caractérise le plus positivement,
lors même qu'elles sont peu opaques, c'est la saillie de la capsule vers l'ouverture pupillaire. Néanmoins, on aurait tort de croire que les cristallins

sont toujours en bouillie; j'ai remarqué, au contraire, que la partie centrale est beaucoup plus
dense que la circonférence, qui est presque toujours diaphane.

Nous avons, à l'Institution, plusieurs jeunes
enfans dont la cécité a pour cause des cataractes
congéniales, et auxquels il est resté ce que les
aveugles appellent *un point de vue.* Il en est
qui distinguent certaines couleurs tranchantes
que d'autres ne pourraient pas reconnaître; mais
tous deviennent aveugles lorsqu'ils sont exposés
à une trop vive lumière qui, excitant la con-
traction de l'iris, fait que cette membrane recouvre la circonférence du cristallin qui avait
conservé un peu de perméabilité. Aussi pour
mieux voir, ils ont soin d'incliner la tête à peu
près comme le font les presbytes; deux de ces
cataractes sont striées de lignes alternativement
blanches et bleuâtres; une est jaspée de blanc et
de jaune, les autres présentent l'aspect de la
nacre et sont plus ou moins transparentes à la
partie supérieure, ce qui sert à faire reconnaître
l'état pulpeux du cristallin.

Des lunettes de verre bleuâtre conviendraient
à ces sujets afin de maintenir la pupille dans
un état habituel de dilatation, qu'on pourrait
augmenter encore par l'application fréquente sur
les paupières, de l'extrait de Bella Donna.

Il n'est pas rare de voir tous les enfans issus d'un même père, atteints de cette funeste maladie qui, sans enlever quelquefois totalement la vue, laisse ceux qui en sont affectés dans l'impossibilité de se livrer à aucuns travaux.

Saunders, oculiste de Londres, qui a fait des recherches sur cette intéressante matière, a tracé l'histoire de plusieurs familles dont les enfans étaient cataractés en naissant (1), et mon estimable confrère M. Belivier, chirurgien en chef de l'hôpital royal des Quinze-Vingts, a vu des aveugles dans la famille desquels la cécité était

---

(1) It is a fact not less curious than affecting, that this disease, in many instances, attacks successively the children of the same parents. From june 1806, to december 1809 sixty cases were submitted to the author's care : of these, two brothers, between whose ages there was a difference of six years, were both affected with congenital cataracts. In a second family, two brothers, twins, became blind with cataracts at the age of twenty-one month, each within a few days of the other. It is remarkable that the four cataracts had precisely the same caracter. In a third family, a brother and two sisters were born with this disease. The eldest sister was affected with it only in one eye, the brother and youngest sister in both eyes. In a forth family, three brothers and a sister had all congenital cataracts.

A Treatise relating to the diseases of the eyes, chapter 6th sh. 155, London, 1816.

héréditaire depuis plus de deux cents ans. (1)

Maître Jan a également observé des cataractes héréditaires dans certaines familles (2), ainsi que Deshayes Gendron (3) et beaucoup d'autres.

La cataracte congéniale est très-fréquemment capsulaire ; il n'est pas toujours facile d'extraire ou de déplacer cette capsule ; mais on parvient quelquefois à y pratiquer une ouverture dans la partie centrale, au moyen de laquelle la rétine peut recevoir quelques faisceaux de rayons lumineux.

La grande mobilité des yeux des enfans, leur indocilité et le défaut d'ouverture suffisante des paupières joint à la petite quantité d'humeur aqueuse qui se trouve dans les chambres antérieures et postérieures de l'œil, l'étroitesse de l'iris, son rapprochement de la cornée transparente, l'état de mollesse des humeurs de l'œil, le corps vitré étant entièrement limpide, et le cristallin présentant lui-même très-peu de consistance; tous ces motifs rendent l'opération de

---

(1) Voy. considérations sur la cécité, an XII, pag. 13.

(2) Maître Jan, maladie de l'œil, chap. 14, observation 8, pag. 176.

(3) Deshayes - Gendron, maladie des yeux, tom. 2, pag. 252.

la cataracte impraticable chez eux avant l'âge de dix à douze ans. Encore, à cette époque, on se décide d'autant moins à la faire qu'elle est rarement suivie de succès, comme les plus célèbres oculistes l'ont démontré (1).

Rien ne serait plus facile à établir que l'existence de la cataracte si elle se présentait constamment sous la forme d'un corps blanc occupant la totalité de la pupille, mais ce changement de couleur, qui serait un signe pathognomonique, n'existe pas toujours, ou peut être confondu avec d'autres : une taie, placée au centre de la cornée, l'épaississement de la membrane de l'humeur aqueuse, certains hypopions ; cet état de trouble momentané des humeurs de l'œil, qu'Ambroise Paré appelait *aithemona* ; la couleur noire du cristallin, l'immobilité de la pu-

---

(1) It should be remarked, that the sight obtained by children who are born with cataracts, is seldom so perfect as that which recover, after the operation, who are afflicted with the disorder later in life. In consequence either of some remaining opacity in the cristalline capsule, which hinders the free admission of the rays of light, or of a greater tenuity in the remaining humours of the eye, children require, in general, a much deeper convex glass to enable them to see minute objects and, at the same time, they are obliged to hold them nearer their eyes than older persons.

Ware, observ. on the cataract, and gutta serena, pag. 341.

pille qui est loin d'être un signe affirmatif de cataracte, comme je le démontrerai dans le chapitre suivant, pourraient donner lieu à de grandes méprises. Il en est de même des apparences corpusculaires, des toiles d'araignées, des flocons de laines, des mouches que les malades croient voir voltiger devant eux. Toutes ces *imaginations* ne sont point des symptômes positifs de la cataracte (1), puisque ces aberrations de la vue

---

(1) On trouve dans les actes de Copenhague, pour l'année 1673, une lettre assez curieuse, datée du 26 juin, écrite par le docteur Hanemann à Thomas Bartholin, sur des apparences corpusculaires qui l'inquiétaient beaucoup, et pour lesquelles il fit des traitemens bien inutiles. « Il y a environ dix mois, dit-il , qu'il » me semble avoir devant les yeux, des toiles d'araignées » sans que ma vue en ait souffert, puisque à l'heure » même où je vous écris, je l'ai encore si bonne, que « je verrais les plus petits objets, et que je puis même » supporter la lumière la plus vive, sans aucune dou- » leur. Je me suis purgé plusieurs fois; j'ai pris des » pilules céphaliques; je me suis fait suer; j'ai un *cau-* » *tère* au bras gauche, depuis neuf mois; j'ai eu des » vésicatoires; je vis d'un grand régime : malgré tout » cela, je vois toujours voltiger des images qui chan- » gent de forme à chaque instant, et suivant les dif- » férens mouvemens de mes yeux. Je tremble, qu'à la » fin, *il ne me vienne une cataracte*, quoique Plem- » pius dise avoir eu, depuis son enfance, de pareilles » images, sans que sa vue en ait jamais été affectée » considérablement, et que j'aie traité aussi un ma-

peuvent arriver à ceux dont les digestions sont troublées, aux filles chlorotiques, aux vaporeux, et qu'enfin ces phénomènes, passagers comme les maladies qui les ont produits, se dissipent avec elles (1).

Les signes positifs et qui trompent rarement, sont ceux-ci : 1.º la difficulté qu'éprouvent les

---

» lade qui voyait ainsi les objets à travers une espèce
» de crêpe, sans en avoir la vue moins bonne. »
Voici la réponse de Bartholin : elle indique ce qu'il
» convient de faire dans ces circonstances.

« Les toiles d'araignée, dit le savant médecin da-
» nois, dont vous vous plaignez, ne doivent point
» vous allarmer. Il y a plus de *trente ans* que j'eus, à
» Padoue, les mêmes accidens. Je craignais, comme
» vous, que ce ne fussent les avant-coureurs de la cata-
» racte; mais le docteur Sala me rassura, en me di-
» sant qu'elles causaient plus de peur que de mal. De-
» puis ce temps-là, je n'ai tenu compte de ces images,
» qui me voltigeaient devant les yeux, et qui aug-
» mentent ou diminuent suivant que l'air est plus hu-
» mide ou plus sec, sans que ma vue en ait été jamais
» plus troublée que la vôtre. J'ai eu attention à ne ja-
» mais veiller depuis ce temps-là, et à ne point lire ni
» écrire après souper, à la chandelle. J'ai fait usage du
» tabac, qui m'a fait beaucoup de bien, en détournant
» par les narines, les sérosités qui auraient pu trou-
» bler ma vue. Plusieurs personnes à qui j'ai recom-
» mandé ce remède, s'en sont bien trouvées aussi. J'a-
» joute quelquefois au tabac, la marjolaine, l'eu-
» phraise, le fenouil, ou l'agaric en trochisques ».

(1) Maître Jan, chap. 8, pag. 126.

rayons lumineux à travers l'axe du cristallin , la nécessité où sont les malades de rapprocher de l'œil, en les plaçant un peu latéralement, les objets qu'ils veulent examiner; 2.º une plus grande facilité de voir dans l'obscurité ; 3.º un changement de couleur de la pupille , qui perd son aspect de glace et devient terne,. état qui ne peut être décrit, mais qui est très-appréciable par ceux qui ont l'habitude d'examiner des yeux ; 4.º enfin une continuité, une permanence de tous ces symptômes qu'on ne remarque pas dans ceux qui sont incertains et douteux.

Ces symptômes ont , en outre , dans leur développement, un degré de lenteur qui exclut la comparaison avec tout autre état des yeux ; car , s'il est arrivé quelquefois que des cataractes soient survenues en peu de mois, il n'est pas rare aussi d'en voir qui demeurent stationnaires plusieurs années. M. de Weuzel dit avoir opéré beaucoup de personnes qui avaient été plus de soixante ans à perdre la vue (1).

II. En recherchant les causes de la cataracte , les médecins les ont divisées en internes et externes (2), en récentes (3) , etc.; ces distinctions

---

(1) Manuel de l'oculiste, art. cataracte.

(2) Gendron , tom. 2 , pag. 251.

(3) Guérin , pag. 325.

oiseuses sont entièrement abandonnées aujour-
d'hui.

Maître Jan attribuait l'opacité du cristallin « à
» une sérosité acide et mordicante (1) qui, se je-
» tant quelquefois par voie de fluxion et d'autres
» fois s'amassant par congestion entre le cris-
» tallin et la membrane qui le recouvre, com-
» mence à donner naissance à la cataracte dont
» les malades s'aperçoivent, par un léger brouil-
» lard qui les empêche de bien voir ; que cette
» sérosité agissant ensuite sur la superficie du
» cristallin, en change sans doute la disposition,
» et en détache quelques particules peu affer-
» mies qui, flottant et pirouettant dans cette
» même sérosité, ferait sembler quelquefois aux
» malades qu'ils voient voltiger en l'air des étin-
» celles de feu ; et que cette même sérosité, s'in-
» sinuant toujours de plus en plus, altère aussi
» de plus en plus le cristallin, en endurcissant

(1) Boerhaave a victorieusement réfuté cette supposition, aussi gratuite que ridicule, en faisant observer
que ceux qui, par état, sont exposés à des vapeurs
acides ne sont, pas plus que d'autres, affectés de cataractes, et qu'un cristallin n'a pas besoin d'être en contact avec des *sérosités mordicantes*, pour s'obscurcir,
comme on le voit tous les jours, par ceux des poissons
qui deviennent opaques par la simple ébullition dans
l'eau. Boerhaave, *De morb. ocul.*

» sa substance et changeant sa couleur, de la
» même manière que les acides, agissant sur la
» cire, altèrent sa substance, en la desséchant,
» l'endurcissant et la changeant de couleur.

  » Et comme les conduits qui portent la nour-
» riture au cristallin, ne se trouvent pas détruits,
» ils ne cessent pas aussi de lui en fournir : ainsi
» cette nourriture ayant du rapport à la partie
» qu'elle doit nourrir, on peut juger qu'étant
» épanchée autour du cristallin, et se mêlant
» avec cette sérosité acide, ses parties les plus
» disposées à s'unir y prennent corps, de même
» que nous voyons que le lait dans lequel on
» mêle quelqu'acide ou de la présure se coagule.

  » Saint-Yves croit que la formation de la ca-
» taracte tient à l'épaississement et à la viscosité
» des sucs nourriciers qui passent dans les vais-
» seaux de la membrane qui assujettit le cristallin
» dans l'humeur vitrée et dans ceux du cristallin
» même. Ces sucs, par leur viscosité, bouchent
» les canaux par où ils passent, et alors la nour-
» riture, qui doit servir à entretenir les parties
» dans leur état tonique, venant à manquer par
» le défaut des tuyaux obstrués, les derniers
» sucs nourriciers ayant perdu le cours de la cir-
» culation, s'aigrissent par leur séjour et fer-
» mentent ensuite. De là il arrive une fonte géné-
» rale de toute la substance du cristallin ; ce qui

» cause les abcès et les cataractes purulentes. Si
» cette fonte n'est qu'imparfaite, elle rend le cris-
» tallin moins fluide , lequel aussi bien que la
» membrane dans laquelle il est enveloppé , se
» détache de l'humeur vitrée, se rendurcit en-
» suite. A mesure qu'il redevient plus solide , il
» s'avance vers le trou de la prunelle , étant
» poussé par une sérosité qui s'amasse derrière
» lui, soit que ce soit l'humeur aqueuse qui s'y
» glisse, soit que l'humeur vitrée la fournisse ,
» d'autant plus que les cellules antérieures de la
» vitrée en paraissent plus remplies. La preuve
» qu'il s'amasse de l'eau entre le cristallin altéré et
» le corps vitré, c'est qu'en abattant la cataracte ,
» s'il s'en détache quelque portion, elle se pousse
» avec rapidité dans la chambre antérieure de
» l'œil comme si elle y était fortement charriée par
» une liqueur qui se porte de derrière en devant.

Deshayes Gendron , en copiant presque
littéralement Saint Yves , dit, « que les causes
» internes sont l'épaississement et la viscosité
» des sucs nourriciers qui circulent perpétuelle-
» ment dans les vaisseaux du cristallin, et
» dans ceux de la membrane qui l'assujettit
» dans le chaton de l'humeur vitrée. L'épais-
» sissement de ces sucs bouche les tuyaux par
» où ils passent , et cette circulation interrom-
» pue (que l'anatomie n'a jamais démontrée)

» qui sert non - seulement à la nourriture des
» parties, mais même à entretenir les tuyaux
» dans leur état tonique, venant à être obstruée,
» ces sucs s'aigrissant par leur séjour et par leur
» âcreté, peuvent, quoique plus ou moins
» promptement, durcir et faire perdre au cris-
» tallin sa transparence naturelle, de même qu'un
» mélange d'eau forte ou d'esprit de sel ammo-
» niac mêlé dans l'eau ordinaire, la lui fait perdre,
» lorsqu'on le met dans cette liqueur ».

Il serait bien difficile d'admettre aujourd'hui
de semblables causes de la cataracte si contraires
à ce que l'observation a révélé aux anatomistes
modernes, puisque les recherches les plus suivies
n'ont rien appris sur la nutrition du cristallin
dans lequel on ne reconnaît aucune organisation
vasculaire, et qui ne paraît d'une structure la-
mellaire et fibreuse que lorsqu'il a été épaissi par
le contact de l'air (1). Les prétendus conduits nourriciers dont parlent les auteurs que je viens de
citer, pourraient, tout au plus, s'insérer dans la

____

(1) Il n'y a pas d'absurdités qui n'aient été dites sur
cette matière. Mais l'une des plus remarquables est le
calcul de Leuwenhoeck qui *assure* avoir vu, dans le
cristallin, 2,000 feuilles ou lames sphériques, depuis
la circonférence jusqu'au centre. Voyez transact. phi-
los. de la Soc. royale de Londres.

capsule cristalloïde qui reçoit les vaisseaux de l'artère centrale de la rétine.

Il est néanmoins probable, quoique les injections les plus ténues n'aient pas confirmé cette hypothèse, que quelques artérioles se portent au cristallin, car on ne conçoit pas comment ce corps, étranger aux lois générales de l'économie animale, serait nourri par une simple imbibition, ainsi que le pensait François Petit. Si l'anatomie comparée qui a été d'un si grand secours à la physiologie n'a pu éclairer ce point important, on doit se borner à faire de sages applications de l'analogie pour l'explication d'une aussi singulière exception.

Peut-on considérer comme des causes de la cataracte la suppression des évacuations périodiques, la rétrocession de la goutte, les rhumatismes, les vices scrophuleux, herpétiques, dartreux, les affections syphilitiques, etc. ? Rien n'est moins démontré que ces suppositions vagues, d'autant plus nuisibles dans la pratique qu'on les a émises sans y attacher aucune idée précise, et qu'il en découle, par conséquent, des traitemens souvent très-pernicieux. Les faits nombreux desquels les auteurs ont voulu étayer ces assertions, prouveraient seulement, sans éclairer davantage le diagnostic de la cataracte, qu'elle peut, comme toutes les maladies, je ne

dirai pas être compliquée, mais se rencontrer
avec d'autres maladies qui n'influent en rien sur
son développement.

On répète, depuis fort long-temps, sur la foi
de ceux qui ont écrit les premiers, que les forge-
rons, les serruriers, les verriers et autres ouvriers
exposés à l'action continuelle d'un feu vif, sont,
plus que d'autres, sujets à avoir la cataracte. Je
n'ai jamais eu occasion de vérifier ce fait qui aurait besoin d'être démontré; mais ne pourrait-on pas, avec plus de probabilité, et sans s'é-
loigner autant des idées reçues, supposer que la
cataracte est une espèce de nécrose du cristallin ?
Dans cette supposition, les matières molles qui
entourent la lentille ne seraient autre chose,
comme l'a dit un savant professeur de l'école de
Montpellier, que le résidu de la décomposition
chimique et de la dissolution physique du cristallin, et les diverses modifications de couleur
qu'il éprouve, que le résultat accidentel des com-
binaisons nouvelles qui s'opéreraient dans les
parties détachées de ce corps, déjà frappé de
mort.

En voulant expliquer la perte de transparence
qui constitue la cataracte par l'inflammation,
on se trouverait en opposition avec l'évidence,
puisqu'il ne peut y avoir d'inflammation là où
il n'y a point de vaisseaux sanguins démontrés.

Une autre considération qui infirme cette assertion, c'est que l'opacité du cristallin est presque
toujours l'apanage de la vieillesse pendant laquelle
les maladies inflammatoires sont, comme l'on
sait, les moins communes.

Comment expliquer, par ces théories, le développement des cataractes aiguës, si l'on peut
dire ainsi, dont les observateurs rapportent beaucoup d'exemples, et qui arrivent à leur complet
accroissement en quelques heures (1)? Ne seraitil pas plus raisonnable de présumer que les cataractes, résultantes des progrès de l'âge, sont
dues à la sécrétion augmentée des molécules
salino-terreuses d'une part, et de l'autre à la débilité des vaisseaux absorbans qui ont perdu le
ressort nécessaire pour maintenir l'équilibre entre
la sécrétion et l'absorption?

Les effets de l'inflammation sont bien plus
sensibles sur le développement de la cataracte
membraneuse, parce que l'épaississement de la
capsule cristalloïde peut en être le résultat par

---

(1) Tenon cite l'exemple de deux dames dont les
cristallins devinrent opaques en un seul jour; le même
auteur parle d'un potier qui, étant entré dans un four
encore chaud, en ressortit avec les deux yeux cataractés. Guérin nous a laissé l'histoire d'une religieuse
qui perdit la vue en six jours, de la même manière.

un excès de nutrition qui détruirait le principe de la vie dans cette membrane, et déterminerait infailliblement sa séparation des parties voisines.

Les causes qui produisent l'opacité de l'humeur de Morgagni sont aussi obscures que celles des cataractes cristallines et capsulaires; il est d'ailleurs si rare d'en rencontrer de cette espèce isolément, qu'il serait très-difficile de faire des expériences positives sur une maladie qui est presque toujous identifiée avec celles du cristallin et de sa capsule.

Quant aux cataractes résultant de violences externes que j'appellerai, pour cela, *traumatiques*, il est aisé de reconnaître par quels accidens elles ont été produites sans que l'on puisse néanmoins expliquer la véritable cause de leur rapide développement. Ces sortes de cataractes sont presque toujours incurables, parce qu'elles sont ordinairement compliquées de la confusion des humeurs de l'œil déterminée par la compression du globe.

On ne peut rien dire de positif, non plus, sur les causes qui apportent tant de variétés dans la forme des cristallins cataractés. Les auteurs abondent en observations curieuses en ce genre. Il en est dont l'opacité n'est que partielle, d'autres qui demeurent diaphanes au centre, et opaques dans leur circonférence; d'autres également opaques au pourtour, mais dont le milieu est occupé par une matière laiteuse ou purulente, qui intercepte le passage des rayons lumineux. Tenon en a vu d'anguleux, faisant une espèce de saillie dans l'ouverture pupillaire. Guérin en a extrait qui étaient charnus, pierreux, etc.

Il n'est pas toujours bien facile de déterminer *à priori*, par la seule inspection de l'œil, le véritable siége de la cataracte, malgré les signes nombreux que les auteurs ont indiqués pour y parvenir (1). Mais cette recherche est d'un très-médiocre intérêt : une chose beaucoup plus importante à observer est la connaissance des complications dont la cataracte est susceptible, complications desquelles dépend le choix des méthodes curatives, et même le succès du traitement; que le cristallin soit dur ou mou, pierreux ou laiteux, un opérateur exercé, quelque procédé opératoire qu'il mette en pratique, ne sera jamais arrêté pour n'avoir pas connu antérieurement ces divers états.

----

(1) Un seul de ces signes est assez constamment caractéristique; c'est celui qui fait reconnaître l'altération de la capsule cristalloïde, par l'aspect blanc mat, ou, comme disent les oculistes, *de plâtre*, qu'a le cristallin vu à travers la pupille.

III et IV. Il serait aussi difficile de prévenir la cataracte en s'opposant à son développement, que de reconnaître les causes qui la produisent. Trop de choses ont été dites sur cette matière, pour qu'il soit nécessaire d'insister sur l'évidence d'un fait démontré.

Celse (1), Fabrice d'Aquapendente (2), et beaucoup d'autres avaient cru qu'on pouvait, dans certains cas, obtenir la résolution du cristallin devenu opaque par des remèdes fondans, pris à l'intérieur, ou appliqués à l'extérieur, comme topiques. La foule de ceux qui préfèrent plutôt adopter les opinions reçues que de s'en former de nouvelles, avaient accrédité une croyance universellement répandue qui enfanta cette nuée d'empyriques qui, comme je l'ai dit dans la première partie de cet ouvrage, exploitaient la crédulité publique en vendant des

---

(1) *Suffusio quoque quam græci* ὑπόχυσιν *nominant, interdùm oculi potentiæ quâ cernit, se opponit. Quod si inveterârit, manu curandum est. Inter initia non numquàm etiàm* certis observationibus *discutitur. Sanguinem ex fronte vel naribus mittere, in temporibus venas addurere, gargarizando pituitam evocare, suffumigare oculos, acribus medicamentis inungere, expedit. Victus optimus est qui pituitam extenuat.* Corn. Celsus, *De re medicâ*, lib. VI, cap. III, sect. II.

(2) *Fab. ab Aquapend. op. chir. de suffusione.*

collyres et autres remèdes contre toutes les maladies des yeux.

Les modernes n'ont pas été tous à l'abri de ce reproche que nous faisons, avec raison, à ceux qui nous ont précédés. Storck, qui avait voulu convertir les poisons en des remèdes salutaires, essaya, sans succès, d'appliquer à la guérison de la cataracte les extraits d'aconit, de ciguë, de bella donna et de jusquiame. Scultet assure avoir détruit cette maladie, en introduisant dans l'œil, du fiel de brochet épaissi avec du sucre. On a vanté, tour-a-tour, comme des spécifiques, les cloportes, l'euphraise, la clématite, la pulsatille, les vapeurs ammoniacales et alcoolisées, etc., etc.

Les observations rapportées par Schenkius et Lafaye, qui disent avoir vu des cataractes compliquées d'affections syphilitiques dissipées par l'usage du mercure ne sont pas plus fidèles. Il est probable que les cataractes qu'ils crurent avoir guéries n'étaient autre chose que de légers engorgemens lymphatiques, ou des taches de la cornée qui, en occasionnant une fausse réflexion de la lumière sur la rétine, altéraient la couleur du cristallin. Un observateur attentif et habitué à l'exploration des yeux ne tombera jamais dans de pareilles erreurs.

Il faut l'avouer, les ressources de l'art sont insuffisantes pour la guérison des cataractes, et ceux qui abusent de la crédulité des malades en les flattant d'un espoir chimérique, sont ou de imposteurs ou des ignorans auxquels il est également dangereux de se confier.

Il est donc inutile de torturer les malades par des saignées, des ventouses, des vésicatoires, des moxas, des sétons, des cautères de toutes espèces, l'ustion, etc.; puisqu'on sait très-positivement qu'il n'y a point de traitement médical à administrer. Quelle idée doit-on avoir alors de ceux qui, convaincus de l'insuffisance et de la nullité de tous ces moyens, les conseillent néanmoins à ceux qui les consultent, soit parce qu'il est d'usage d'agir ainsi, ou par d'autres motifs plus blâmables encore (1).

Hors les cas où les malades sont tourmentés de fluxions habituelles sur les yeux, d'embarras gastrique, de disposition à quelques maladies de la peau; il est inutile de s'arrêter à aucun des traitemens que je viens d'énumérer, l'opé-

---

(1) Il existe des médecins qui, à la honte d'une profession respectable qu'ils déshonorent, vendent eux-mêmes à tout venant, des pommades ophthalmiques et des collyres, afin de trouver dans le prix de ces remèdes inutiles, quand ils ne sont pas nuisibles, celui de leurs honoraires. Moyen ignoble, plus propre à détruire qu'à faire naître la confiance !

ration peut seule , quand elle est praticable , délivrer les malades de la cécité momentanée à laquelle ils sont réduits. On la fait de deux ma-
nières , soit en détournant le cristallin de l'axe
de l'œil que les rayons lumineux doivent traver-
ser , soit par l'extraction de ce corps , au moyen
d'une incision pratiquée sur la cornée.

Ces deux procédés constituent deux méthodes
distinctes, connues , l'une, sous la dénomination
d'*abaissement*, de *dépression*, et l'autre , sous
celle d'*extraction*. Elles ont un égal résultat ,
puisque chacune peut rendre la vue au malade.
Scarpa et ceux qui partagent son opinion préfèrent l'abaissement à l'extraction , et donnent, à
l'appui de cette opinion , des raisons qui paraî-
traient plausibles à celui qui n'aurait pas entendu
les partisans de l'extraction, et qui ne connaîtrait
pas la série des inconvéniens qu'ils prétendent
être attachés à l'abaissement.

Quoi qu'il en soit, comme il n'est point entré
dans le plan que je me suis tracé , de traiter la
question de savoir quel est le procédé qui mérite
la préférence , ni de décrire le manuel de l'opération , je dirai, sans me décider pour l'une de
ces méthodes , à l'exclusion de l'autre , puisqu'elles sont également bonnes , qu'il est des cas
où les praticiens ne peuvent se dispenser d'opter

entre l'une ou l'autre, sans compromettre les intérêts de leurs malades ; et qu'il convient que, sans prédilection pour aucune, ils soient également ment exercés à extraire et à déplacer le cristallin.

CHAPITRE IV.

De la cataracte noire, et des moyens de la reconnaître.

BEAUCOUP d'auteurs ont parlé de la cataracte noire; néanmoins on a long‑temps révoqué en doute son existence, soit qu'on la confondît avec d'autres maladies, ou qu'on manquât d'observations authentiques et de descriptions exactes qui aidassent à la reconnaître. C'est cependant une des maladies de l'œil qu'il importe le mieux d'étudier, parce qu'il n'en est pas qui puisse donner lieu à de plus funestes méprises.

Si, en cherchant à prouver qu'il existe des cataractes noires, je n'avais en vue que de signaler une variété nouvelle, mes recherches ne présenteraient pas plus d'intérêt que celles des oculistes qui ont si longuement disserté autrefois sur les diverses couleurs du cristallin devenu opaque; distinctions futiles qui ne pouvaient être d'aucun secours dans la pratique. Mais la question qui nous occupe est d'une bien autre importance. Démontrer qu'il y a des cataractes de couleur noire, c'est dire qu'on a souvent confondu cette maladie avec l'amaurose, et que des sujets qui, par l'opération, auraient pu recouvrer la vue, ont été condamnés à une nuit perpétuelle. Si l'on réfléchit au grand nombre de ces cataractes qui peuvent exister, on ne pourra s'empêcher d'être touché du malheur de ceux qui sont exposés à devenir les victimes de l'erreur ou de l'ignorance.

Sans une circonstance particulière qui m'a mis à même de voir trois personnes affectées de cataractes noires, recouvrer la vue, après avoir été, pendant plusieurs années, abandonnées comme incurables, par un grand nombre d'oculistes, je ne me serais jamais occupé spécialement de cette maladie; peut-être même aurais-je continué à partager le scepticisme de tant d'autres médecins qui l'ont ou méconnue ou désavouée.

Ce chapitre sera donc composé du résultat de mes recherches; j'entourerai mes propres observations des témoignages les plus recommandables, afin de ne laisser aucun doute sur l'évidence de faits qui pourraient être contestés par ceux qui n'ont pas eu, comme moi, les moyens de faire de nombreuses expériences pour se convaincre de la vérité. Ne sait-on pas que la cataracte cristalline, si facile à reconnaître, a été, pendant cent ans, l'objet des plus violentes contestations ? La cataracte noire pourra avoir aussi ses détracteurs. Quoi qu'il en soit, je vais exposer succinctement les caractères qui la distinguent des autres espèces, les cas où l'on peut soupçonner qu'elle existe, et ceux où il convient d'opérer.

Les oculistes qui employent la méthode par dépression, ont eu moins d'occasion de rencontrer des cataractes de l'espèce que je décris, que ceux qui opèrent par extraction ; aussi, parmi les modernes, M. de Wenzel est-il celui qui en a signalé un plus grand nombre. Il cite, dans son traité de la cataracte (1), une opération faite à Vienne en 1760, par le baron de Wenzel, son père, sur un général que les célèbres Van-Swieten et Haën avaient déclaré être atteint d'amaurose et dans un état de cécité incurable.

Il rend compte dans la cinquième observation, d'une guérison semblable, opérée sur M. Tonnelier, attaché à madame Adélaïde de France, qui avait été traité par tous les oculistes de la capitale, comme amaurotique, et qui, après être demeuré aveugle plusieurs années, recou-

____

(1) Traité de la Cataracte, Observat. 3. 1786.

vra la vue par l'extraction des cristallins qui se trouvèrent noirs et très-durs.

Maître-Jan avait reconnu l'existence des cataractes noires, dès l'année 1698. Il opéra un homme qui avait l'œil gauche cataracté, et qui ne voyait point non plus de l'œil droit, quoique la pupille eût la couleur noire qui lui est propre. Après l'opération, cet homme et sa famille prièrent Maître-Jan de lui rendre la vue de l'œil droit, puisqu'il la lui avait rendue de l'œil gauche. Ne croyant point à l'opacité du cristallin, ce chirurgien fit tout ce qui dépendit de lui pour dissuader cet homme du désir où il était de souffrir inutilement cette opération. Néanmoins, les instances redoublant avec ses refus, il se décida à examiner plus attentivement l'état de cet œil, et il crut remarquer que la couleur du cristallin était plus terne qu'elle ne doit l'être ; mais cette indication ne lui paraissant pas suffisante, ce ne fut qu'à regret qu'il se détermina à faire une opération qui lui paraissait chanceuse et d'un succès incertain ; aussi ne voulut-il la pratiquer qu'en présence de M. Potier, chirurgien ordinaire du Roi. La dépression fut difficile ; les humeurs de l'œil se brouillèrent, le cristallin remonta plusieurs fois ; mais au bout de quinze jours, il était entièrement précipité, et le malade vit beaucoup mieux de cet œil que de l'autre. (1).

Dès la fin du dix-septième siècle, Rolfincius a parlé de la cataracte noire, mais d'une manière indéterminée. Morgagni, qui a dit dans sa treizième lettre, art. 14, *longum de amaurosi sermonem habui sive de cataractâ nigrâ*, a parfaitement connu la cataracte noire dont il parle avec beaucoup de détails, dans plusieurs endroits de son immortel ouvrage. Ceux qui ont prétendu, qu'en s'exprimant ainsi, il n'avait entendu parler que de l'amaurose se sont étrangement trompés, puisqu'il rapporte l'observation d'un homme dont le cristallin coupé en deux sections fut trouvé *noir à l'intérieur* (2), ce qui infirme l'assertion de ceux qui ont cru que, comme Percival Pott et la plupart des médecins allemands, il confondait l'altération de la couleur du cristallin avec la paralysie de la rétine.

Les mêmes conjectures qu'on avait faites sur les causes de l'opacité du cristallin, on les a renouvelées sur la diversité de couleur qu'il prend en certains cas. Insister trop long-temps sur une recherche qui n'est que de pure curiosité ne se-

---

(1) Maître-Jan, Chap. 13, obs. 8, sur une cataracte noire, pag. 174. Paris, 1740.

(2) Morgagni, *de sedibus et causis morborum*, epist. 53, art. 6.

rait - ce pas encourir justement les reproches qu'on a faits à ceux qui nous ont précédés ? Autant il est nécessaire d'établir que le cristallin peut quelquefois, en devenant opaque, prendre la couleur noire, autant il nous paraît oiseux de vouloir expliquer, par des suppositions purement hypothétiques, les motifs de cette anomalie. Dirons-nous que les différentes couleurs du cristallin sont l'effet de l'action plus ou moins active de la sérosité acide qui l'épaissit ? que les teintes vertes, jaunes, brunes, châtaignes, grise simples, gris de perle, bleues célestes, etc., etc., auxquelles les oculistes anciens attachaient tant de prix, doivent être considérées dans la pratique ? Ce serait retomber dans des erreurs qu'on ne saurait trop s'efforcer de détruire. Sans adopter aucune de ces opinions que quelques oculistes modernes paraissent respecter encore, je dirai seulement que la cataracte noire est beaucoup plus fréquente dans les contrées méridionales que dans le Nord; que les sujets bruns et fortement constitués en sont plus souvent atteints que les individus faibles et d'un tempérament lymphatique. Je n'entends point, pour cela, établir aucun système sur cette assertion que je ne donne ici que comme renseignement.

Il est très-facile de distinguer la cataracte noire d'avec le glaucome qu'on confond souvent avec l'amaurose (1). Dans la cataracte noire, la pupille a une couleur, *sui generis*, aisée à reconnaître, et jamais cette teinte plus ou moins verdâtre qui constitue l'altération du corps vitré. Le glaucome est toujours d'ailleurs accompagné d'engorgemens variqueux de la conjonctive. Il n'est pas moins nécessaire de s'habituer à reconnaître les cataractes noires pour ne point les confondre avec la goutte sereine, ce qui arrive beaucoup plus fréquemment qu'on ne le croit. C'est cette méprise qui a fait croire à la possibilité de guérir les amauroses, parce qu'après avoir fait de longs traitemens dans cette intention, il est arrivé, par des circonstances tout à fait inexplicables, que des personnes qu'on avait crues amaurosiques ont recouvré la vue contre toute espérance, par le déplacement spontané du cristallin. On trouve, dans les auteurs, une foule d'exemples de ce genre, très-propres à réveiller l'attention des observateurs qui ne pourront s'empêcher de voir que la promptitude avec laquelle la vue est rétablie dépend de ce que le passage des rayons lumineux cesse d'être intercepté par le cristallin opaque, dont la couleur insolite avait éloigné l'idée de la formation d'une cataracte. L'attention du méde-

---

(1) Voyez dans le journal de médecine par Leroux, juillet 1814, note de M Riobé. sur la cataracte noire,

cin étant une fois détournée, il néglige de tenir compte des phénomènes et de la marche de la cataracte, dont le développement est beaucoup plus lent que celui de l'amaurose; c'est ainsi qu'une première erreur en fait naître plusieurs autres.

Boyle rapporte une observation fort intéressante d'une cécité guérie par le déplacement du cristallin. Un colonel des troupes du roi d'Angleterre avait perdu la vue par l'effet de deux cataractes qu'on croyait compliquées d'amaurose; car le malade ne distinguait pas, même au plus grand jour, la lumière des ténèbres, comme le font quelquefois les sujets cataractés. Un chirurgien lui donna une poudre sternutatoire très-active qui excita des sueurs prodigieuses et des excrétions de toute espèce. Le malade fut tenu très-chaudement, la tête couverte, pendant trois jours que durèrent ces symptômes. Après ce temps-là il recouvra la vue par le déplacement des cristallins. Boyle et Gendron attribuent les bons effets de cette cure au turbith (1) de Paracelse qu'on avait employé pendant le traitement. Je suis loin de partager leur avis. Si ce médicament y a contribué en quelque chose, c'est par les secousses et les vomiturations violentes qu'il a déterminées, lesquelles auront pu opérer le déplacement du cristallin, quoiqu'il arrive tous

____

(1) Sulfate de mercure.

les jours que de semblables agitations survenant en état de santé, quand il n'y a pas de disposi- tions à l'abaissement de la lentille, le déplace- ment n'a pas lieu.

Je n'ai jamais observé ce phénomène que sur des personnes affectées de cataractes. Les dépla- cemens sont sans doute favorisés par l'état de mort dont est frappé le cristallin et par le défaut de relations vitales avec les parties environnantes au milieu desquelles il se trouvee alors comme un corps étranger.

On aurait tort de croire que le déplacement du cristallin est difficile à connaître lorsqu'il ar- rive en état de santé et qu'il n'a point changé de densité. Celui auquel cet accident surviendrait en serait bien vite averti par la nécessité où il se trouverait de faire, de suite, usage de verres con- vexes pour rétablir le foyer de la vision. Si, an- térieurement à la maladie, le sujet, pour s'oppo- sér à la trop grande divergence des rayons, fai- sait usage de verres concaves pour un seul œil, il serait obligé de se servir désormais de verres à foyer différens, l'un devant être concave et l'au- tre convexe; sans cette précaution, il s'exposerait à perdre entièrement la vue (1).

---

(1) M. L***, ingénieur-géographe du cabinet du roi, fut atteint en 1812, à la suite de longs travaux, d'une

Les faits qui prouvent la possibilité, je dirai
même la certitude du déplacement du cristallin
sont trop authentiques pour qu'on puisse les met-

---

inflammation considérable des paupières ; qui résista à
tous les traitemens qui furent employés pour la détruire. Cet habile graveur étant souvent obligé de prolonger ses veilles fort avant dans la nuit, le mal empira
rapidement. Aux ulcères des paupières se joignit une
ophthalmie violente. Il continuait cependant à travail-
ler, en se bornant à se servir alternativement d'un seul
œil; lorsqu'il voulait ouvrir les deux simultanément, il
ressentait des douleurs affreuses, et ne pouvait plus
rien distinguer.

Il était dans cette situation, lorsque je fus consulté
par sa famille et ses amis; car pour lui, il croyait son
état tellement désespéré qu'il avait résolu de ne plus
prendre aucun médicament. A la première inspection
de ses yeux, je m'aperçus que le gauche était beaucoup
plus saillant que le droit, qui était au contraire fortement déprimé ; je conçus dès-lors l'espérance de le
guérir, et je la lui manifestai afin de relever son cou-
rage abattu, et d'obtenir, de sa part, qu'il se prêtât à
de nouveaux essais. Il prit du repos, fit usage de remèdes tempérans et dérivatifs; les yeux furent baignés
avec des collyres légèrement astringens, les paupières
enduites, soir et matin, d'axonge dans laquelle étaient
dissous quelques grains d'oxide rouge de mercure.
Après trois semaines de ce régime, qui amena un mieux
sensible, je lui fis faire, chez l'ingénieur Chevalier, une
paire de bésicles dont l'un des verres était concave, et
l'autre convexe. Il y fut bientôt habitué, et en très-peu

tre en doute (1). Qu'il me soit permis d'en rapporter encore quelques – uns avant de terminer
ce chapitre, puisque c'est de l'évidence de ces
faits que je déduis la nécessité de suspendre,

---

de jours, le vice de la vision fut totalement rectifié ;
tous les symptômes d'engorgement palpébral dissipés,
et cet artiste estimable se livre aujourd'hui avec facilité
aux travaux de son état.

Ce fait, qui a été connu dans le tems, d'un grand
nombre de mes confrères, m'a paru digne d'être consi-
gné ici, pour signaler une espèce de maux d'yeux,
qu'on ne guérit pas toujours, faute d'en bien connaître
le principe.

(1) M. Demours, qui va bientôt publier un recueil
précieux d'observations pratiques, sur les maladies des
yeux, a connu un homme aveugle depuis quatorze ans,
auquel la lumière fut rendue, à la suite d'un violent
accès de fièvre, par la chute des deux cristallins. Janin
a vu des guérisons de ce genre, être le résultat de la
fonte subite du cristallin. J'en ai observé moi-même
un très-grand nombre ; mais la dernière et la plus remarquable est celle du nommé Richardot, militaire
de l'Hôtel-des-Invalides, qui était aveugle depuis huit
ans, et qui, le mercredi quatre février au soir, fut
saisi d'une violente céphalalgie qui dura jusqu'au lundi
neuf, époque à laquelle il recouvra la vue. Voyez, sur
ce fait intéressant, la relation qu'en a donnée le journal de Paris, du 10 février, et la Lettre explicative
que je fis insérer dans cette feuille, le 13 du même
mois.

dans quelques cas, son jugement avant de pro-
noncer définitivement sur l'incurabilité de certaines amauroses qui ne sont très-souvent que
des cataractes noires méconnues.

J'ai vu, dit Saint-Yves (1), un abaissement
spontané de la cataracte, sur la personne de
M. Barthelemy, doyen de la chambre des comp-
tes, âgé d'environ soixante-dix ans, qui demeurait rue de la Cerisaie. Le cristallin se logea dans
l'endroit où on le place ordinairement avec l'aiguille, en sorte qu'il vit avec la même facilité
qu'on voit après la même opération lorsqu'elle a
bien réussi.

Le second cas qu'il rapporte a été observé sur
une vieille chienne appartenant à madame la
comtesse de Chamillard, rue de Richelieu.
« On fut surpris un jour de ce que cette
» chienne, contre son ordinaire, voyait à se
» conduire. Comme j'allais dans cette maison
» pour M. l'abbé Guyet, à qui je venais d'abattre
» une cataracte, on me fit voir cette chienne; j'ap-
» perçus dans l'un de ses yeux une cataracte qui
» était à moitié tombée, de sorte qu'il passait
» assez de lumière dans le fond de l'œil pour
» qu'elle vît. »

----

(1) St-Yves, chap. 14, pag. 147.

Pallucci (1) cite deux faits semblables : celui d'un prêtre de Bonsecours, et celui d'un tailleur, qui demeurait rue de la Poterie, dont la cataracte qui existait depuis quatorze ans, s'abaissa d'elle-même sans douleur, dans l'espace de huit mois.

Enfin, M. Boyer, dont le témoignage ne saurait être suspect a vu des personnes affectées de cataractes, recouvrer subitement la vue par la chute spontanée du cristallin. J'ai eu, dit-il dans son grand ouvrage sur les maladies chirurgicales (2), occasion de constater ce déplacement du cristallin. Un ancien avocat avait deux cataractes ; un des yeux fut opéré sans succès. Les chirurgiens avaient jugé que la cataracte de l'autre œil était de mauvaise nature, et qu'il ne fallait point y toucher. Il était donc aveugle depuis environ vingt-cinq ans. Un jour, qu'accompagné par son guide, il marchait dans une rue ; il fut étonné de distinguer les objets qui l'environnaient. Surpris d'un changement aussi heureux qu'inespéré, il vint m'en faire part, et me pria d'examiner ses yeux. J'avais eu plusieurs fois occa-

____

(1) Pallucci, méthode d'abattre la cataracte, pag. 150.

(2) Boyer, traité des malad. chirurg., tom. 5, pag. 509.

sion de le voir avant cette époque. L'œil dont on
avait précédemment extrait le cristallin, était toujours dans le même état. Il en était autrement de
celui qui n'avait pas été opéré ; le cristallin opaque
s'était détaché dans ses quatre cinquièmes supé-
rieurs , et avait exécuté un mouvement de bas-
cule en arrière ; de sorte qu'il avait pris une situation presque horizontale ; il semblait ne tenir
que par la partie la plus inférieure de son con-
tour ; sa face antérieure était tournée en haut ,
et la partie supérieure de sa circonférence était
dirigée en arrière. Il était légèrement agité lorsqu'on imprimait de grands mouvemens à la tête.
La moitié supérieure du disque de la pupille était
transparente ; la moitié inférieure était encore
obstruée par le cristallin.

Nous emprunterons encore les expressions de
M. Boyer, pour prouver jusqu'à l'évidence ,
combien il est nécessaire, l'existence de la cataracte noire étant démontrée , de bien s'exercer à
la reconnaître , pour ne point laisser les malades
sans secours , et les exposer même , par des dé-
lais nuisibles, à une cécité permanente, en négli-
geant d'extraire ou de déprimer le cristallin cataracté; car , on sait très-positivement que les
nerfs optiques qui cessent d'être stimulés par la
lumière , perdent leur propriété lucifique , et
sont , lorsqu'on les remet en contact avec ce

fluide, dans une sorte de stupéfaction très-bien connue des anciens qui l'avaient, avec raison, appelée : *imbecillitas oculorum.* « Il est pourtant » un cas, dit M. Boyer (1), qui pourrait offrir de » la difficulté : c'est celui où le cristallin a pris » une couleur noire. L'état de la pupille qui » conserve sa couleur naturelle, et le dérange- » ment de la vue, peuvent faire croire à une » amaurose : il importe d'autant plus de distin- » guer ces deux affections que leur traitement » est fort différent. Si la couleur noire du cris- » tallin est un peu mélangée, le diagnostic est » moins obscur, et l'on peut, en examinant l'œil » attentivement, reconnaître la nature de la ma- » ladie. Une affection de cette espèce fut prise » pour une goutte sereine, etc. »

La mobilité ou l'immobilité de la pupille n'est pas toujours, comme je le démontrerai plus tard, un signe assuré d'amaurose ou de cataracte ; mais dans la cataracte noire, la pupille qui est terne, conserve ordinairement sa mobilité. On perd presque toujours subitement la vue par la para- lysie du nerf optique ; lorsque la cécité est occa- sionnée par l'opacité du cristallin, elle est long- temps à devenir complète. Le malade peut voir le soir et le matin ; et dans des lieux obscurs, il

____

(1) Boyer, ouvrage cité.

apperçoit de grosses masses. Le cristallin, quoique noir, a perdu sa transparence, et ce changement d'état se fait sans douleur, tandis que dans
la formation de presque toutes les amauroses, les
malheureux qui perdent la vue sont tourmentés
de violentes douleurs dans le fond de l'orbite, à
l'occiput, au front, etc. Enfin, l'invasion de la
maladie a, dans ces deux cas, un caractère, une
marche, et des terminaisons différentes.

On est souvent obligé, pour délivrer les malades de cette espèce de cataracte, de préférer la
méthode par extraction, parce que le cristallin
qui acquiert quelquefois une consistance pier-
reuse (1), ne pourrait être déprimé et conservé
dans les humeurs de l'œil, où il ne se dissoudrait
point. Les cataractes noires ont cependant sur
les cataractes ordinaires l'avantage de n'être jamais, dans l'opération, suivies de l'issue du corps
vitré.

J'ai négligé à dessein de répondre jusqu'ici,
à une objection qui est de peu d'importance.
C'est l'incertitude attachée au diagnostic des
cataractes noires qui pourrait, dans quelques

---

(2) Tous les cristallins noirs que j'ai eu occasion de
voir, étaient très-durs. M. de Weuzel dit en avoir extrait de tellement durs, qu'en s'échappant de l'œil, par
l'ouverture faite à la cornée, ils se brisaient sur le car-
reau. (Man de l'ocul.)

circonstances, exposer les malades à subir une opération inutile , si l'amaurose avait été prise pour la cataracte. Je dirai pour toute réponse, qu'il n'est pas un aveugle, (et je suis à même de le vérifier tous les jours) qui, dans l'espoir même fort douteux de cesser de l'être, ne se soumît très-volontiers , à supporter une opération qui ne peut , dans aucun cas, avoir des suites fâcheuses, surtout lorsqu'on a préalablement employé sans succès les remèdes qu'on croit propres à guérir l'amaurose.

CHAPITRE V.

De l'Amaurose ou Goutte sereine.

LES auteurs qui ont traité, jusqu'à ce jour, de l'amaurose, ont divisé cette maladie selon son degré d'intensité, son type, son ancienneté, etc. C'est avec raison que les modernes se sont élevés contre cette division, d'autant plus vicieuse, qu'elle fait négliger l'examen des causes premières, seul moyen d'arriver, d'une manière sûre, à la connaissance du pronostic, et, par suite, à celle du traitement, qui en est la conséquence.

En adoptant la théorie de Richter, qui avait proposé, il y a déjà très-long-temps, une division rationnelle de l'amaurose, qu'on a cru, mal à propos, appartenir à M. Hoareau (1), j'en distinguerai trois espèces :

1.° L'amaurose idiopathique, ou produite par des lésions organiques.

----

(1) Hoareau, *dissertat.* sur l'amaurose, in-8.°, 1802.

2.º L'amaurose sympathique, reconnaissant pour cause la lésion d'un organe autre que celui de la vue.

3.º L'amaurose métastatique, résultant de la rétrocession de la gale, de la goutte, de la suppression de quelque écoulement habituel, etc.

On a donné beaucoup trop d'importance à la recherche de l'étimologie des différentes dénominations que l'amaurose a reçues parmi les médecins. Sans examiner jusqu'à quel point il convient de s'attacher à ces sortes de recherches, je crois que, dans l'état actuel de nos connaissances, il serait déraisonnable d'imiter, en cela, ceux qui nous ont précédés, et de répéter servilement, comme eux, que les Grecs appelaient cette névrose, *αμαυροσὶς*; les Latins, *gutta serena*; les Allemands, *schwarze staar*; les Français, *amaurose*, etc. Il est plus utile de s'attacher à savoir quelles sont les différentes causes qui la produisent et à reconnaître les signes généraux qui indiquent, avec quelque certitude, la naissance et les développemens de cette funeste maladie.

Au nombre de ces signes, on s'est plu à ranger les apparences corpusculaires, les imaginations, les fantômes, l'hémiopsie, la dilatation ou le resserrement de la pupille, etc. On tomberait, cependant, dans une erreur bien grossière, si l'on ajoutait trop de foi à la certitude de ces signes

sujets à de grandes anomalies. La lettre de Bartholin, que j'ai rapportée dans le chapitre précé-
dent, sert à prouver combien il faut être réservé,
dans ces sortes de cas, avant de porter un jugement qui pourrait désespérer les malades ; car
plusieurs de ces aberrations de la vue sont passa-
gères ou symptomatiques. Tel était l'état de Tycho-
Brahé lorsqu'il méditait profondément. Boerhaave
et M. de Buffon furent atteints de ces *imaginations*,
pour avoir fixé long-temps le soleil, sans, pour
cela, qu'ils soient devenus amaurotiques. Suétone
(1) rapporte que Tibère s'étant éveillé au milieu
de la nuit, vit tout-à-coup les objets éclairés. Et
Lecat cite plusieurs faits semblables (2). Heinicke
(3) a fait, dans une excellente dissertation, l'histoire
de plusieurs personnes auxquelles il est survenu de
pareilles altérations de la vue qui n'ont point été
suivies de la paralysie du nerf optique.

A la suite de violens chagrins, l'abandon de
sa famille et de ses amis, un jeune peintre s'a-
perçut tout à coup que tout ce qui s'offrait à ses

---

(1) *Quod mirum esset, noctu etiam et in tenebris
viderent (oculi), sed ad breve, et cum primùm à
somno patuissent, demùm, rursùm hebescebant.* (*in
Tiber*, § 68.)

(2) Traité des sens, pag. 310.

(3) *De visu duplicato et dimidiato*, à Ch. Heinicke emend., 1723, Wittemb.

regards lui paraissait coupé par moitié, soit qu'il fermât un œil ou qu'il regardât avec les deux ; cet étrange phénomène dura quelques heures , et se dissipa sans l'emploi d'aucun remède.

Une femme hypocondriaque, affaiblie par de longs chagrins et l'usage de liqueurs alkooliques, éprouva une hémiopsie qui dura six mois.

On lit , dans la 107.º observation des curieux de la nature (1) , l'histoire d'un moine qui ressentit , au milieu du carême , une violente céphalalgie , suivie d'un affaiblissement considérable de la vue. Il ne pouvait apercevoir que des objets fort gros , placés à une très-petite distance et dans la direction de l'axe visuel. Lorsqu'il voulait lire un mot composé de plusieurs syllabes , il ne distinguait que la première , et s'il voulait fixer deux ou trois personnes marchant ensemble , il n'en voyait qu'une. En se regardant dans une glace , il n'apercevait que la moitié de sa figure , de son œil, de son nez, etc. Cette maladie ne céda à aucun traitement.

Une femme (2) déjà atteinte d'hémiopsie fut frappée d'amaurose. De forts purgatifs lui rendi-

____

(1) Ephemer. , *curiosor. nat.* decad. 3 , ann. 5 , obs. 107.

(2) Transactions philosophiques , art. 7 , n.º 384 , ann. 1724.

rent la vue; mais elle voyait les personnes sans tête et sans bras. Après l'emploi d'autres remèdes, elle vit les objets dans leur intégrité. Néanmoins, lorsque fermant l'œil gauche, elle voulait lire cette phrase : *Je suis aveugle*, elle n'apercevait que ces mots : *suis aveugle*. Si elle fixait le mot *suis*, elle ne voyait que *je — aveugle*. Lorsqu'elle se servait de l'œil droit, elle ne distinguait plus que le quart de l'objet.

Saint - Yves a vu à Rheims un chanoine, qui, en cherchant à lire dans un livre, voyait l'image de son œil parmi les lettres qu'il regardait ; une autre personne, dit le même auteur, après avoir cueilli des fraises au soleil, vit, pendant plus de deux mois, une fraise voltiger devant ses yeux.

J'ai été consulté, il y a très-peu de temps, par un homme qui avait une berlue semblable à celle que je viens de décrire ; il voyait les objets renversés, et ne pouvait jamais atteindre ce qu'il voulait toucher. Ce fâcheux état a cédé assez promptement à l'usage des évacuans et des antispasmodiques.

Il arrive très-souvent que les yeux transmettent au sensorium l'image des objets qui n'existent réellement pas : tel était l'état de Pascal, qui croyait toujours voir auprès de lui un précipice. Ces espèces d'hallucinations dépendent plus encore de l'exaltation du cerveau, et d'un état maladif de tout le système nerveux que d'un vice organique de la vue, et sont, par conséquent, étrangères à la matière que je traite.

Les personnes disposées à ces aberrations, ou qui en sont déjà affectées ne sauraient trop se prémunir contre les causes qui les ont produites. Il est d'observation constante que celles qui se forment rapidement sont plus fâcheuses que celles qui sont long-temps à se développer. Il est, au reste, assez difficile d'indiquer un traitement précis contre ces sortes de maladies, puisque la connaissance du traitement suppose la connaissance des causes. Néanmoins, on ne risque rien, en conseillant au malade, pour diminuer la trop grande irritabilité de la rétine, de suspendre ses travaux habituels, d'éviter l'emploi des lunettes qui exaspèrent presque toujours le mal; d'habiter un lieu peu éclairé; de faire usage d'évacuans, s'il y a congestion gastrique, de rappeler ou d'entretenir les évacuations qui pourraient être supprimées ou interrompues. Les sternutatoires et les douches froides, ont quelquefois réussi; mais ces différens moyens doivent être employés avec beaucoup de discernement, les exutoires surtout.

On a donné de ces phénomènes des explications bien diverses qui manquent de

justesse et de précision. Beaucoup de médecins,
oubliant que ces imaginations doivent dépendre
d'une cause physique, les ont rangées parmi les
vésanies, tandis qu'elles ne sont que des écarts
de la sensibilité optique dépendant, le plus ordinairement, de l'ataxie consécutive des fonctions
d'une partie du système nerveux.

On a cru, pendant long-temps, et telle était
l'opinion des anciens, que ces irrégularités dans
les fonctions de la vision tenaient à la paralysie
de quelques points de la rétine ; mais comment
concevoir la paralysie partielle de cette membrane, tandis que le reste conserverait sa sensibilité ordinaire ?

Les modernes pensent, je crois, avec raison,
que ces images fantastiques sont moins le résultat de la sensibilité de la rétine émoussée, que
celui de la dilatation variqueuse de quelqu'un
des vaisseaux de cette toile nerveuse, quoique
cette dilatation n'ait pas été encore anatomique-
ment démontrée (1). C'est l'opinion émise par

---

(1) Cet état peut aussi dépendre de quelques inéga-
lités dans l'épaisseur du cristallin, ou de sa mauvaise
position dans le globe de l'œil. Lorsqu'on est assez heureux pour reconnaître cette conformation vicieuse, il
suffit, pour y remédier, de faire construire des verres
dont les courbures soient en opposition avec celles de

mon estimable collaborateur, M. Jourdan, dans le savant article sur l'amaurose, dont il a enrichi le dictionnaire des sciences médicales. Mais dans aucun cas, ces apparences corpusculaires, ces anomalies ne peuvent être des signes pathognomoniques de l'existence de la paralysie du nerf optique, ni de l'opacité du cristallin comme on l'a cru pendant fort long-temps.

L'immobilité de l'iris n'est pas, non plus, un signe toujours certain de l'existence de l'amaurose. Une foule de causes étrangères à la paralysie du nerf optique peuvent occasionner celle de cette membrane. Il serait inutile de s'arrêter trop long-temps à expliquer la raison des diffé-

***

la lentille, en sorte que la partie concave du verre corresponde à la partie convexe du cristallin, *et vice versâ*. Il est facile de concevoir, d'après ce que je viens de dire, que ces verres fabriqués d'une manière insolite, devront se trouver plus épais ou plus minces dans différens points de leur circonférence, selon que le vice de la vision à corriger l'exigera. J'ai vu plusieurs personnes débarrassées ainsi d'images désagréables qu'on rapportait mal-à-propos, à une perversion de la sensibilité de la rétine. M. Richerand cite, à l'appui de mon assertion, dans le second vol. de sa nosographie chirurgicale, l'histoire d'un Agent de change qui fut guéri de la confusion qu'il apercevait dans les objets, par l'usage de verres à foyers inégaux.

rens mouvemens de l'iris, et de s'attacher à savoir si, comme l'a cru Fontana, elle est dé-pourvue de sensibilité, ou si, au contraire, elle est aussi sensible que l'a prétendu Lecat. La physiologie nous a révélé le secret de ces con-tractions, ou, pour mieux dire, de ces érec-tions, puisqu'il est évidemment démontré au-jourd'hui que c'est par l'afflux rapide du sang dans les vaisseaux flexueux de l'iris que le res-serrement de l'ouverture pupillaire s'effectue. Ce mouvement est excité sympathiquement par l'action de la lumière sur la rétine, de la même manière et par le même mécanisme que s'opère, par la dilatation des corps caverneux, l'érection de la verge.

Mais cette faculté érectile de l'iris peut encore être détruite ou altérée par beaucoup d'autres causes : une trop grande saillie de la lentille cris-talline qui comprimerait les rayons sous-iriens suffit pour produire l'immobilité de cette frêle membrane, dont la paralysie peut être indépen-dante de celle de la rétine, puisque les nerfs optiques ou de la deuxième paire, sont autres que ceux de la cinquième qui, divisés en trois branches, fournissent les filéts qui naissent du ganglion ophthalmique ou semi-lunaire, et vont sous le nom de nerfs ciliaires, se distribuer, en traversant la sclérotique, à la choroïde, à l'iris

aux rayons sous-iriens, tandis que les deux
branches restantes, vont, l'une, en passant par
l'échancrure du bord orbitaire du coronal, se
rendre, sous le nom de nerf frontal, aux muscles
orbiculaires, occipito-frontal, surcilier, etc.; et
la troisième branche s'insinue dans les cellules
de l'os ethmoïde, en s'y subdivisant à l'infini.
Presque tous ces nerfs sont accompagnés
d'une artère et d'une veine qui entre avec eux
dans l'orbite, et dont la dilatation peut produire
des compressions nuisibles, qui sont souvent
autant de causes occultes de paralysies qui,
heureusement, ne sont quelquefois que de
courte durée.

La dilatation de la pupille reconnaît aussi pour
cause l'abus des narcotiques, des applications
sédatives; c'est ainsi que l'extrait de Belladonna
appliqué sur les sourcils ou sur le globe de l'œil,
produit un tel rapprochement dans les plicatures
de l'iris qu'elle en est presqu'entièrement effa-
cée. Ray, qui, le premier, employa la belladonna, dans l'intention de dilater la pupille, fit,
sur les propriétés de cette plante, des observations très-curieuses, et M. Dupuytren est par-
venu, avec des solutions de cet extrait, à mo-
dérer des inflammations graves des membranes
du globe de l'œil.

J'ai vu souvent, au lieu de la dilatation ex-

trême de la pupille qu'on dit accompagner toujours la goutte sereine, l'occlusion presque complète de cette ouverture, ce qui est un signe assez
assuré de l'inflammation de la membrane iris,
ainsi que je l'ai démontré dans l'article *iritis* du
Dictionnaire des sciences médicales.

Si les divers signes que nous venons d'énumérer sont douteux, les épreuves que l'on fait
sur l'œil, pour s'assurer de l'existence de la goutte
sereine, ne le sont pas moins. Il n'est aucun pra-
ticien qui n'ait remarqué que, même sur des yeux
entièrement paralysés, on peut exciter quelques
légers resserremens dans le tissu érectile de l'iris
lorsqu'on exerce des frottemens sur la cornée,
ou lorsque l'œil sain est exposé à l'action de la
lumière pendant qu'on fait ces expériences sur
l'autre qui est sympathiquement irrité. Il existe
ici et à l'hôpital des Quinze – Vingts, un très-
grand nombre d'amaurotiques, dont les contrac-
tions de l'iris sont facilement excitées par l'aspect
de la plus faible lumière, quoiqu'ils soient plongés dans une obscurité profonde.

La permanence de la couleur noire de la pupille et la transparence du fond de l'œil sont
des signes tout aussi trompeurs. Dans les cataractes noires, l'œil conserve cette apparence lu-
cide qu'on prendrait mal-à-propos pour un caractère de la goutte sereine. J'ai, au contraire,

eu lieu de remarquer bien souvent que le derrière de la pupille des amaurotiques prenait un aspect vitreux que Scarpa et M. Jourdan comparent, avec raison, à de la corne, et qui tient, sans doute, au changement de nature de la rétine dont la transparence troublée altère la couleur noire de la choroïde. Quoique cet état de l'œil soit celui qui peut, plus positivement qu'aucun autre, aider à reconnaître la paralysie du nerf optique, il faut néanmoins bien du discernement pour ne pas le confondre avec une cataracte commençante, dont les symptômes sont à peu près les mêmes. On ne devra jamais perdre de vue que l'amaurose est presque toujours accompagnée d'hémicranie, de violentes douleurs dans l'orbite, aux sourcils, aux régions temporales, quelquefois de vertiges, ce qui arrive rarement pendant la formation des cataractes. Au reste, cette fatale névrose, lorsqu'elle est essentielle, suit la marche des autres paralysies et a des causes infiniment variées qu'on ne saurait trop étudier, surtout pendant cette première période équivoque qu'on a justement appelée amblyopie, espèce d'émoussement général de la sensibilité des nerfs de l'œil, durant lequel la vue n'est pas troublée, mais graduellement affaiblie.

I. L'amaurose idiopathique reconnaît pour causes toutes les lésions organiques susceptibles

d'altérer le globe de l'œil. Une irritation quelconque, capable d'appeler sur l'œil un afflux sanguin, la lecture assidue de livres mal imprimés
ou sur du papier trop blanc (1); l'aspect de corps
incandescens; le passage subit d'un lieu obscur à
un lieu fortement éclairé, peuvent la produire,
ainsi que des coups, des pressions même légères
sur cet organe; un malheur de cette espèce arriva,
il y a quelques années, au Jardin des plantes, à un
jeune homme qui, jouant à colin-maillard, demeura, pendant une demi-heure, les yeux fortement

---

(1) Il y a fort long-temps qu'on se plaint avec raison
du mauvais effet que produit, sur l'organe de la vue,
la couleur noire trop tranchante de nos caractères d'imprimerie, avec la blancheur éblouissante du papier.
Ne pourrait-on pas éviter cette disparate nuisible, en
substituant aux chiffons dont on se sert dans les papé-
teries, l'écorce de quelques arbres, tels que le saule, le
hêtre, le sycomore, ou des feuilles de grands végétaux, également faciles à triturer? A l'avantage qui
en résulterait pour la conservation de la vue des personnes qui sont, par état, obligées de lire beaucoup,
se réunirait une très-grande économie dans la dépense.
On peut voir, dans l'excellent manuel typographique
de M. Fournier, un grand nombre d'échantillons imprimés de ces diverses sortes de papiers, et les œuvres du
marquis de Villette que Beaumarchais fit imprimer
sur du papier de tilleul, chez Clousier, imprimeur du
Roi en 1786.

comprimés, et cessa dès lors de voir pour jamais.

La complication la plus redoutable et qu'il n'est pas toujours possible de prévoir, dès son principe, c'est la co-existence de l'amaurose avec la goutte - sereine. Il en est d'autres qui restent parfaitement ignorées pendant la vie du malade, telles sont la dissolution du corps vitré, les exostoses des fosses orbitaires, l'ossification des artères ophthalmiques, la compression du nerf oculaire par un épanchement quelconque dans les ventricules latéraux ; l'atrophie du nerf optique, des hydatides cérébrales, l'hydrocéphale et autres vices organiques sur lesquels il est très-difficile d'éclairer sa propre expérience.

Il est des cas où, selon la remarque de Richter (1), la goutte-sereine est une apoplexie partielle, qui peut quelquefois précéder l'apoplexie cérébrale, et laisser subsister, après sa disparition, une congestion locale, qui dure autant que la vie de l'individu.

Lorsque l'amaurose est consécutive à l'engorgement sanguin des vaisseaux optiques, des signes non équivoques font reconnaître la maladie qu'il faut bien se garder, toutes fois, de confondre avec l'hydrophthalmie ordinaire. Cette espèce d'amaurose peut être la suite d'une violente oph-

____

(1) Richter, chirurgishe bibliothek, tom. 4.

thalmie, accompagnée de l'engorgement des vaisseaux vasculaires de la rétine et de la choroïde.
J'ai remarqué que les sujets qui ont le cou court
et gros, y sont plus disposés que d'autres. Ces
personnes doivent éviter tout ce qui peut rendre
leur respiration laborieuse, ne point faire usage
de cravattes serrées, tenir, le plus possible, la
tête dans une position verticale; s'abstenir de tout
régime échauffant et rechercher, au contraire,
les alimens de facile digestion qui ne maintien-
nent pas les vaisseaux de la tête dans un trop long
état de réplétion; entretenir, provoquer même
les écoulemens sanguins habituels, les hémor-
rhagies utérines chez les femmes, les épistaxis
dans la jeunesse et le flux hémorroïdal dans les
adultes; car toutes les causes capables de déterminer un raptus violent de sang vers la tête peuvent entraîner la perte subite de la vue. Telle fut
cette femme dont parle Sénèque, dans sa cin-
quantième épitre, qui, étant devenue aveugle
pendant la nuit, se plaignait le matin de ce qu'on
avait muré les fenêtres de sa chambre.

Les auteurs abondent en exemples de cécités
de cette espèce. Rolfincius (1) et Morgagni (2)

---

(1) Disputat. *de guttâ serenâ*, cap. 5.
(2) Morgagni, *de sedib. et caus. morbor.*,
epist. 13, art. 6 et epist. anat. med. 52, art. 3o.

ont vu des femmes qui devenaient aveugles depuis le moment de la conception jusqu'à celui de
l'accouchement. Schmucker et Péchilini (1) signalent des aveuglemens périodiques qui précédaient chaque époque menstruelle et disparais-
saient lorsque l'écoulement était établi. Boerhaave (2) en a vu survenir à la suite de violentes
céphalalgies.

Enfin, toutes les causes capables de produire
la pléthore sanguine peuvent déterminer l'amaurose. Je l'ai vue survenir, plusieurs fois, pendant
l'acte du vomissement et durant le travail de l'en-
fantement; mais elle est alors rarement permanente, à moins que la congestion des vaisseaux
oculaires, trop long-temps prolongée, n'ait
exercé des compressions nuisibles.

La périodicité de ces amauroses ne doit point
en imposer sur leur origine, toujours assez facile
à reconnaître par les signes commémoratifs, ni
sur le traitement qu'il convient de leur opposer.
Il est d'observation que le kinkina, loin d'être salutaire, aggrave assez généralement cette maladie qu'il faut combattre par la saignée et les an-
ti-phlogistiques.

---

(1) Pechilini, *observ. med.*, 42.
(2) Boerhaave, *prœlect. institut.*, § 516.

II. Si la pléthore ou la faiblesse locale peu-vent, comme nous venons de le voir, produire l'amaurose idiopathique ; il est également démontré que la débilité générale et la diminution de la sensibilité ne sont pas les causes les moins fréquentes de l'amaurose sympathique ; parmi ces causes, qui sont variées à l'infini, on doit ranger les maladies chroniques et les convalescences pénibles qui suivent les maladies de mauvais caractères ; les hémorragies considérables, le ptialisme, de longs chagrins, l'hystérie, l'hypocondrie, la colère, la présence des vers dans le canal intestinal, la masturbation, les excès dans les plaisirs vénériens, enfin toutes les causes d'épuisement quelles qu'elles soient.

Les amauroses les plus fâcheuses sont celles qui résultent de la vicieuse habitude de la masturbation, parce qu'elles ne laissent presque aucune espérance de guérison. Quelles ressources reste-t-il à la médecine pour rendre à un corps épuisé ses forces primitives ? Tissot rapporte des exemples frappans de cécités survenues à la suite d'évacuations prématurées de la liqueur spermatique. J'ai vu, moi-même, plusieurs fois, des jeunes gens des deux sexes dont la vue s'est insensiblement éteinte de cette manière.

On ne saurait trop signaler le danger attaché à l'abus que l'on fait aujourd'hui des verres con-

caves dont l'usage est si commun qu'il est dégé-
néré en une espèce de mode. Ces verres nuisent
beaucoup plus à la vue que les verres convexes
et sont les causes manifestes de ces fréquentes
ambliopies qu'on rencontre journellement dans
la pratique.

L'œil qui est armé d'un verre ne distingue plus
les objets qu'au moyen d'une lumière artificielle,
et comme sa structure n'est pas en rapport avec
cette lumière, il en résulte nécessairement que
son action est forcée (1). Il faudrait, pour qu'il
en fût autrement, que les instrumens d'optique
fussent aussi parfaits que les yeux.

Vus au travers des verres concaves, les corps
paraissent petits, éloignés et brillans; leurs di-
mensions sont moindres, leurs contours plus nets
et plus tranchés que dans l'état naturel. On sait
que plus un objet est petit et éloigné, plus il fatigue l'organe qui veut en apprécier les qualités,
parce que cet objet n'envoyant à l'œil qu'une très-
petite quantité de rayons, oblige à faire de

—————————

(1) Galilée, Cassini, Swammerdam, Lewenhoeck,
Hartsocker, Tycho-Brahé, Euler et beaucoup d'autres
physiciens ou astronomes ont perdu la vue à force d'a-
voir fait des recherches microscopiques et télesco-
piques.

plus grands efforts pour l'apercevoir distinctement. Si l'on ajoute à cela la force et l'éclat de la
lumière produite par la convergence du verre,
on sentira combien ces instrumens doivent être
pernicieux à ceux qui sont disposés à l'amaurose,
puisqu'ils ne produisent d'effet qu'en ébranlant
et excitant fortement la rétine. Il suffit, pour s'en
convaincre, de considérer ce qu'éprouvent les
yeux lorsque, placés dans un grand jour, on
pose, tout à coup, devant eux, des verres fortement concaves. On verra alors la pupille se contracter d'une manière subite et l'individu ressentira un resserrement spasmodique dans l'orbite.
Les personnes qui font usage de besicles, pendant plusieurs heures consécutives, dans un lieu
fort éclairé, savent d'ailleurs qu'en les ôtant un
instant, leurs yeux paraissent tomber dans un
état de stupeur et d'*hébétude*. Le lieu où elles se
trouvent leur paraît plus obscur, les objets ternes et moins distincts qu'auparavant. On ne peut
douter que cet effet ne soit dû au stimulus de la
lumière sur la rétine. On pourrait comparer cet
excitement à celui qu'exercent sur l'estomac, les
liqueurs alkoolisées ; elles en exaltent d'abord la
sensibilité pour l'émousser ensuite et l'épuiser, si
leur action est trop forte ou trop habituelle. Ce
serait donc vouloir résoudre un problème physiologique, que l'expérience a démontré insolu

ble, de penser qu'on peut conserver sa vue en bon état, en se servant continuellement de verres concaves d'un court foyer (1).

Tout ce que nous venons d'exposer n'a rapport qu'aux verres dont la fabrication est extrêmement soignée. Que faudrait-il, à plus forte raison, penser de ceux de rebut, pris au hasard et qu'on rencontre partout (2)?

La plus fréquente de toutes les amauroses sympathiques est celle qui tient à l'embarras des premières voies, à des désordres dans le système gastrique, au mauvais état des digestions, etc. La saignée faite, à contre temps, dans des cas de cette espèce est toujours pernicieuse, tandis que les vomitifs et les évacuans, donnés à propos guérissent infailliblement. Mon confrère, M Bélivier, chirurgien de l'hôpital des Quinze-Vingts, a recueilli un nombre considérable d'observations faites sur des aveugles de cette maison qui le sont devenus par suite de saignées et de traitemens dé-

---

(1) R. Parise, p. 82.

(2) Je me serais écarté de mon sujet, si je fusse entré dans de trop longs détails sur la bonne ou mauvaise fabrication des lunettes. On peut, pour de plus amples détails sur cette matière, consulter l'excellent *traité d'optique mécanique* de Thomin; Paris, 1749; et *le conservateur de la vue*, par l'ingénieur Chevalier; Paris, 1812. 2.ᵉ édit.

bilitans intempestifs. C'est donc une erreur bien funeste aux malades que celle des praticiens qui croient les évacuations sanguines indiquées au début de toutes les amauroses, puisqu'au contraire, dans la plupart des cas, il convient d'employer un traitement stimulant semblable, à quelques modifications près, à celui qu'on met en usage dans les autres paralysies; et que lorsque la saignée est reconnue nécessaire, il faut souvent la combiner avec les purgatifs, les anti-spasmodiques, etc.

Rien ne serait plus contraire à cette asthénie de la vue dont se plaignent fréquemment les jeunes gens qu'un régime trop affaiblissant. Appelé, il y a quelques mois, auprès d'un jeune ecclésiastique de dix-neuf ans, d'une forte constitution et encore convalescent d'une péripneumonie qui avait nécessité l'usage long-temps continué d'une diète rigoureuse et de boissons froides, il se plaignait d'un affaiblissement extrême de la vue, qu'il comparait à l'effet qu'aurait produit une gaze interposée entre les objets et son œil; les pupilles étaient dilatées, tout, en lui, avoit l'aspect d'un amaurosique; je supposai, néanmoins, que cet état que j'avais déjà remarqué sur des personnes qui font des jeûnes rigoureux, était dû à la vacuité de l'estomac, je conseillai au malade de prendre deux bouillons épaissis avec du tapiocca et, de suite, le calme de l'estomac et la vue furent rétablis.

L'observation suivante, faite par un médecin de ma connaissance sur lui-même, m'a paru susceptible d'inspirer de l'intérêt aux personnes qui voudraient étudier cette nouvelle espèce d'amaurose famélique; elle s'accorde d'ailleurs tellement avec celles que j'ai eu occasion de recueillir moi-même que je n'ai pu résister au plaisir de la rapporter ici, dans les mêmes termes dont ce médecin s'est servi :

« En fructidor an 10, après un mois de convalescence, ayant recouvré toutes mes forces, je partis vers midi des Quinze-Vingts, pour aller aux incurables; là, je commençai à éprouver le sentiment de la faim que je ne cherchai point à satisfaire alors, parce que j'avais très-bien déjeuné, le matin. Cependant en continuant ma route par le boulevard neuf, ce sentiment devenait si pénible que je fus plusieurs fois tenté d'entrer chez un traiteur; ma vue alors était extraordinairement affaiblie. Arrivé rue Mouffetard, à peine pus-je voir à écrire deux lignes, j'éprouvais une anxiété inexprimable ; il semblait qu'un poids énorme me comprimât les régions sus-orbitaires. Continuant mon chemin par le Jardin des Plantes, j'étais tout à fait aveugle lorsque j'arrivai à la grille, et ce ne fut qu'en tâtonnant que je m'introduisis chez le traiteur où je demandai un bouillon et du pain que je pris avec le plus grand plaisir, et qui me rétablirent promptement l'estomac et la vue.

» J'ai toujours cru que si je me fusse présenté à quelque personne de l'art, accusant une pesanteur sur les yeux, l'usage d'une assez grande quantité d'alimens pris le matin, on aurait bien plutôt pensé à m'ôter une partie de mes forces par la saignée, qu'à m'en donner de nouvelles en m'ordonnant des restaurans. On aurait sans doute d'autant moins hésité à prendre ce parti, qu'on m'aurait trouvé d'une complexion assez forte.

» La conséquence infaillible d'une telle conduite à mon égard aurait été un aveuglement complet ».

On voit, par ce qui vient d'être dit, qu'il ne suffit pas d'avoir, par des remèdes, changé le mode de sensibilité de l'estomac, mais qu'il faut encore quelquefois le fortifier par des alimens; car, en redonnant du ton à ce viscère, on fortifie l'organe de la vue. C'est ainsi que dans les amauroses produites subitement par un violent accès de colère, le saisissement de la peur et les autres passions vives et affaiblissant à la fois, la langue devient de suite saburrale, le malade éprouve des nausées, et l'indication du traitement à suivre est suffisamment indiquée par ces signes. On aurait recours aux anti-spasmodiques, dit le professeur Boyer, si l'expérience n'avait démontré l'efficacité bien plus grande des émétiques.

Il arrive néanmoins quelquefois qu'au lieu d'être due à une diminution de la sensibilité, la cécité est produite, au contraire, par une exaltation considérable du système nerveux; il faut s'empresser d'émousser cette trop grande sensibilité, en faisant usage à l'intérieur des tempérans, des opiacés, en appliquant sur l'œil des collyres hypnotiques, et, dans les parties voisines de l'œil, des dérivatifs, etc.

Petit de Namur, et Théden, ont laissé l'histoire de plusieurs cécités survenues, à la suite de plaies plus ou moins graves de la tête, qui semblaient étrangères à l'organe de la vue.

J'ai connu un juge qui ne pouvait serrer son bonnet de nuit trop fortement sans éprouver, le lendemain, un obscurcissement de la vue. J'ai vu d'autres personnes qui ressentaient le même effet, d'une légère compression exercée sur l'échancrure surcilière, compression qui eût amené probablement la cécité complète si elle eût été prolongée. Ces amauroses traumatiques cèdent, communément, à l'usage longtemps continué, du tartrate antimonié de potasse à très-petites doses, comme Desault l'employait pour les plaies de la tête.

Les vers intestinaux, en déterminant des convulsions plus ou moins violentes chez les jeunes enfans, produisent l'amaurose. On ne saurait trop s'empresser de les délivrer de ces animalcules dont l'existence est signalée par une dilatation remarquable de la pupille et des ailes du nez. Parmi les anthelmintiques qu'on emploie habituellement pour obtenir ce résultat, on devra préférer les vermifuges-purgatifs dont les bons effets sont constatés par l'expérience. La cure serait assurée si la docilité des enfans permettait d'ajouter à ces moyens l'usage d'une boisson fortifiante et anti-spasmodique, faite avec la valériane ou les fleurs d'arnica.

III. Dans l'amaurose métastatique, il importe de rappeler au-dehors l'exanthème dont la répercussion a produit la maladie. On y parvient, assez ordinairément, par des applications irritantes, faites sur le lieu où il avait eu originairement son siége. Si la fatigue ou l'excès du travail sont les seules causes de la répercussion momentanée qui a eu lieu, il suffirait du repos, de quelques laxatifs, et de l'usage de boissons acidulées et mucilagineuses pour la dissiper et rétablir la vision. Si l'on a de justes motifs de soupçonner la répercussion d'un principe syphilitique, psorique, herpétique, arthritique, etc., on employera, pour les combattre, les mercuriaux, le soufre, les préparations d'antimoine, les anti - scorbutiques, etc. L'usage de ces moyens ne doit pas faire négliger le régime hygiénique qui concourt si puissamment à la guérison de la goutte sereine de concert avec les remèdes. La diète sera humectante; le malade fera usage de viandes légères et faciles à digérer; on lui conseillera de boire du vin allongé d'eau, et de prendre de l'exercice après les repas.

Parmi les stimulans locaux qu'on a, tour à tour, vantés contre l'amaurose, on doit mettre au premier rang les vésicatoires, les sétons, le moxa, les scarifications aux tempes, les lotions éthérées, les frictions balsamiques et alcoolisées, les collyres camphrés, les vapeurs ammoniacales. Une insolation brusque a été indiquée, par plusieurs médecins, comme capable de réveiller l'action émoussée de la rétine. Le professeur Boyer dit s'être bien trouvé de l'emploi des vapeurs d'acide sulfureux qu'il a dirigées sur l'œil, de la même manière que la fumée de tabac, au moyen d'un cône de papier renversé dont la sommité touche l'œil, et la base recouvre le vase aplati dans lequel se trouve l'acide suffisamment échauffé pour en faciliter la vaporisation.

Je ne parlerai point des moyens mécaniques qui ont été proposés, à diverses époques, dans l'intention de stimuler la rétine en agissant sur la cornée. On sait que depuis Taylor, célèbre empyrique anglais, qui exerçait de pareils frottemens avec une lime d'or, tous ceux qui l'ont suivi ne se sont pas montrés plus heureux que lui dans l'application d'un moyen également réprouvé par la justice et la médecine, puisqu'il doit toujours résulter de ces imprudentes manœuvres une cécité incurable. D'ailleurs, imiter ceux qui préconisent un remède, à l'exclusion de tous les autres, ce serait tomber dans une aveugle routine, et s'exposer au mépris des personnes sages et instruites qui ne pourraient s'empêcher de voir, dans une telle conduite, les résultats d'une ignorance blâmable dans un homme chargé, par état, du soin et de la conservation de la santé d'autrui.

S'il reste quelques espérances de guérison pour les amauroses récentes ou incomplètes, il n'en est aucune, il faut l'avouer, pour celles qui sont anciennes et qui ont déjà résisté à des traitemens méthodiques : « c'est rechercher la pierre phi-
« losophale, disait maître Jan, que de vouloir
» trouver des remèdes pour guérir la goutte se-
» reine : cette maladie est absolument incurable;
» et si quelques auteurs prétendent en avoir

» guéri, on peut bien penser qu'ils se sont trom-
» pés, et qu'ils ont pris l'extension du corps
» vitré ou l'aveuglement de nuit pour la goutte
» sereine, étant aisé de les confondre ensemble
» si on n'y prend garde ». Il en est de même de
l'amaurose congéniale et héréditaire, et de ces
espèces anomales produites et entretenues par des
altérations organiques intérieures, inconnues, qui
reparaissent à des époques indéterminées, état
des chevaux, connu dans l'hippiatrique sous la
dénomination de *lunatisme*, et que mon savant
confrère M. Alibert, a eu occasion de remarquer
souvent à l'hôpital Saint-Louis, sur des sujets
scrophuleux.

CHAPITRE VI.

Observations pratiques sur la Cataracte et l'Amaurose.

J'ai cru qu'on lirait, avec plaisir, quelques observations sur des cas assez rares de cataracte et de goutte sereine, recueillies aux consultations publiques que je donne, chaque semaine, à l'Institution, ou extraites d'auteurs dont l'authenticité peut être garantie, et j'ai choisi les suivantes comme les plus dignes de fixer l'attention.

§ I.er *Observations sur la cataracte.*

Première Observation. — Un militaire, âgé d'environ quarante ans, s'aperçut, pour la première fois, il y a cinq ans, que sa vue était troublée. Il attribua cet état de ses yeux et les apparences corpusculaires qui l'incommodaient à la fraîcheur qu'il avait ressentie, en travaillant à tisser de la perkale dans les caves de la filature de M. Cellarier.

Plusieurs praticiens célèbres, consultés sur cette maladie, en adoptant l'idée du malade, crurent que la cécité *amaurotique* de cet homme pouvait être attribuée à la cause qu'il supposait y avoir donné lieu, d'autant mieux que sa femme, qui exerçait la même profession que lui, était dans un état à peu près semblable.

Cet homme se présenta à la Consultation, le 3 octobre dernier. Ses yeux, au premier aspect, n'avaient rien qui indiquât l'existence de l'opacité du cristallin; cependant les signes commémoratifs, la manière dont la vue s'était, pour ainsi dire, éteinte, une légère sensation de lumière qu'il éprouva, lorsqu'après lui avoir instillé sous les paupières quelques gouttes d'extrait liquide de belladonna, je l'exposai aux rayons du soleil, en découvrant et recouvrant alternativement les yeux que je lui recommandais de tenir toujours ouverts ; toutes ces choses me firent croire que cette cécité pouvait être occasionée par une cataracte noire. Après avoir fait à ce malheureux père de famille l'exposé de mon opinion sur la cause qui lui avait fait perdre la vue, je cherchai à savoir s'il serait disposé à vouloir courir la chance d'une opération qui, sans empirer son état, pourrait lui être salutaire ; il me dit, qu'aucun sacrifice ne lui coûterait, et *qu'il ne m'en voudrait pas davantage*, lors même que cette tentative n'aurait aucun résultat utile pour lui, parce qu'il voyait bien quels étaient les motifs qui m'engageaient à lui donner ce conseil.

Ce pauvre homme, bien résigné à tout tenter, revint, quelques jours après, réclamer l'opération. Il fut opéré, selon son désir, dans les premiers jours de novembre. Les cristallins *noirs* furent déprimés, en quelques minutes, et depuis la fin de ce même mois, il se livre, comme auparavant, aux travaux de son état.

Deuxième Observation. — M. S...., qui avait été opéré par extraction, pendant l'été de 1811, d'une cataracte de bonne nature, sur l'œil gauche, ne voulut point souffrir l'opération sur l'œil droit qui était également cataracté, et demeura borgne volontairement.

Au mois de juin dernier, M. S... fut atteint d'une fièvre inflammatoire aiguë, qui mit sa vie dans le plus grand danger. Le cristallin droit s'est déplacé pendant cette funeste maladie, et M. S.... voit également bien aujourd'hui, de l'un et de l'autre œil.

Troisième Observation. — Un négociant de Genève, qui a long-temps voyagé en Italie et dans le nord de l'Europe, éprouva, pour la première fois, vers la fin de 1809, de légers éblouissemens à l'œil droit, symptômes assez ordinairement précurseurs d'amaurose; sa vue s'affaiblissait graduellement dans cet œil, et, cinq ans après, il n'apercevait plus, en plein air, que le ciel et dans l'intérieur des maisons, le plafond et les objets très-élevés. Tous les médecins consultés qualifièrent cette singulière maladie d'amaurose incomplète, parce qu'il y avait absence des signes généraux qui accompagnent le développement de la cataracte; ils donnèrent même au malade des inquiétudes sur la conservation de l'œil droit, parce qu'il est très-rare, est-il dit, dans leur consultation, qu'un seul œil soit affecté d'*amaurose* sans que la paralysie ne s'étende très-promptement à l'autre; ils se restreignirent dans des conseils assez vagues, et laissèrent le malade tellement effrayé de sa situation qu'il était plongé dans la plus amère douleur lorsque nous eûmes occasion de le voir, et que bien qu'il n'y eût sur l'œil sain rien qui indiquât la moindre lésion de la rétine, il prétendait ne voir que très-peu. L'une et l'autre pupille avaient conservé leur mouvement, et l'on n'apercevait point même dans l'œil affecté cette teinte particulière qui indique à ceux auxquels l'inspection des yeux est familière, l'existence de la cataracte noire.

Cependant, comme il est extrêmement rare de rencontrer des paralysies partielles de la nature de celle que les médecins consultés avaient cru exister chez ce malade, je tâchai de m'assurer, par plusieurs expériences, qu'une portion du cristallin seulement était opaque, et que les rayons lumineux traversaient encore le segment qui avait conservé sa diaphanéité. Je conseillai au malade de se faire opérer : il le fit, et recouvra entièrement la faculté de voir avec cet œil ; mais l'opérateur auquel il s'adressa, ayant préféré l'abaissement à l'extraction, on n'a pu connaître le véritable état du cristallin, qu'il aurait été d'autant plus intéressant de pouvoir examiner qu'aucun auteur, si l'on en excepte M. Richerand, n'a encore parlé de ces opacités partielles de la lentille cristalloïde.

§ II. *Observations sur l'amaurose.*

Ware, très-habile chirurgien anglais, recommande, contre l'amaurose, dans le 4.e vol. des Mémoires de la société médicale de Londres, l'usage d'une poudre sternutatoire (1), composée de cinq grains de sulfate de mercure (turbith minéral), et de vingt-cinq grains de poudre d'asarum, de réglisse, d'iris ou même de

----

(1) Boyle en avait déjà parlé. Voyez Boyle's, Works, abridged, vol. 1, pag. 103.

sucre cristallisé, exactement mélangés. Je me suis servi, plusieurs fois, avec beaucoup de succès, de cette poudre dans des amauroses déjà anciennes, et je crois faire une chose utile que d'en proposer la pratique, en rapportant ici trois des observations que Ware a consignées à la fin du premier volume de son bel ouvrage sur la cataracte (1), ce qui me dispensera de parler des miennes.

Quatrième Observation. — W ... maître charpentier de navire, au chantier royal de Woolwhich, reçut, en 1784, étant âgé d'environ quarante-six ans, un coup violent sur l'œil droit, qui le priva, dès l'instant même, de la faculté de voir. Une inflammation considérable survint, qui s'étendit immédiatement à l'autre œil; elle en disparut bientôt après sans laisser aucune trace fâcheuse; mais elle persista opiniâtrement à l'œil droit et fut accompagnée, pendant plusieurs semaines, d'une forte douleur. Lorsque les accidens furent dissipés, on reconnut la perte de l'œil blessé. L'autre continua à être aussi bon qu'il l'avait toujours été. Ce n'est que trois ans après cet

---

(1) J. Ware, Observations on the cataract, and guttaserena, the third Edit., 2 vol- London, 1812,

événement que le malade s'aperçut d'une difficulté de voir qui reparaissait à des époques indéterminées, mais très-fréquentes et, dans l'espace
d'une année, l'obscurcissement était devenu tel
que le malade ne pouvait plus distinguer la clarté
des ténèbres. Il demeura dans ce fâcheux état pendant huit mois, après lesquels il vint me consulter. Je trouvai, au premier examen, que la pupille de l'œil gauche était très-dilatée et demeurait insensible à l'action de la plus vive lumière;
elle semblait être aussi voilée par une légère opacité; mais tous ces signes, considérés isolément,
ne me parurent pas suffisans pour constater la
cécité définitive du malade. L'occlusion de la pupille droite était presque complète et cette ouverture n'occupait plus la portion centrale de la
cornée transparente, mais se trouvait tellement
dirigée en haut qu'elle touchait presque à la circonférence de la sclérotique.

« D'après l'examen de cet œil et le récit que
W.... me fit de la marche et des progrès de la
maladie, je crus impossible de lui rendre la vue
de l'œil droit et la cécité qui avait subsisté si long-
temps à l'œil gauche me faisant craindre qu'elle
fût due à la paralysie de la rétine, je n'osai donner à cet infortuné un espoir bien certain de guérison; néanmoins désirant m'assurer des effets de
la poudre sternutatoire de turbith minéral, je la

lui prescrivis, en lui recommandant d'en prendre une pincée, chaque soir, avant de se coucher.

« Après cette consultation, je n'entendis plus parler de W.... que six semaines après ; je le revis alors, et il m'apprit que les trois premières doses de ces poudres avaient déterminé une hémorragie nasale considérable, qui avait duré dix minutes, chaque fois. L'hémorragie n'était plus réparue ensuite, mais chaque fois qu'il avait fait usage des poudres, il y avait eu abondante sécrétion de mucosités par les narines. Ce ne fut qu'après avoir insisté, pendant huit jours, que le malade put apercevoir les mouvemens de sa main, avec l'œil gauche. Huit jours après, il distinguait séparément chacun de ses doigts et pouvait voir, sur une porte peinte en noir, des lignes qui y étaient tracées avec de la craie. Sa vue se fortifia ensuite chaque jour davantage, jusqu'à l'époque où je le revis. Il pouvait alors marcher sans guide, depuis sa maison jusqu'au chantier où il commençait à reprendre ses travaux de construction des navires.

Cinquième Observation. — Une dame, d'une constitution très-délicate, âgée d'environ trente ans, ressentit, au mois de novembre 1791, une douleur violente dans la tête, accompagnée d'une sensation extraordinaire de pesanteur à la nuque

Cette douleur, qu'on croyait être rhumatismale, n'eut pas toujours une égale intensité; elle disparaissait même entièrement à certaines époques; mais après quelques semaines elle devint constante et se propagea jusqu'aux deux épaules. La céphalée était si intolérable et accompagnée de tels battemens dans l'intérieur des deux orbites, que la malade éprouvait la plus grande difficulté à laisser sa tête appuyée sur son oreiller. Ces battemens furent suivis d'une faiblesse extrême qui lui permettait à peine de mouvoir ses extrémités. En très-peu de jours elle eut de fréquentes faiblesses, de l'une desquelles elle ne revint qu'après un heure d'évanouissement.

» Avant mon arrivée, elle avait été secourue par un chirurgien et un apothicaire qui, par les soins qu'ils lui prodiguèrent lui rendirent ses forces, et le sentiment qu'elle avait perdu. Mais la douleur de la tête persistait et la vue décroissait toujours sensiblement; les objets ne paraissaient pas seulement confus, comme s'ils eussent été couverts d'un voile, mais beaucoup plus gros qu'ils ne l'étaient réellement. Enfin sa vue se perdit dans les deux yeux.

A l'examen, je reconnus qu'il n'y avait point d'inflammation, mais que les pupilles, quoique claires, étaient très-dilatées et insensibles aux différens changemens de la lumière.

» Le 27 décembre, il fut convenu, dans une consultation faite avec le premier chirurgien qui avait déjà soigné la malade, d'administrer trois ou quatre doses légères de kinkina dans la journée, de diriger sur l'œil, deux ou trois fois par jour, la vapeur de l'éther sulfurique, et de lui donner, chaque soir, une poudre sternutatoire composée d'un quart de grain de sulfate de mercure et de deux grains de tabac.

» Le 31 décembre, il n'y avait point d'amélioration dans son état ; la poudre avait excité un écoulement abondant de mucosités chaque fois qu'on en avait fait usage. Le même remède fut de nouveau prescrit. La malade voulut mâcher de la racine de pyrèthre, et désira qu'on essayât l'application du fluide électrique sur ses yeux pendant dix minutes. La racine de pyrèthre occasiona un ptyalisme abondant.

» Le 8 janvier, la douleur de tête était moindre et la malade put apercevoir la main d'une domestique qui la servait. Le jour suivant elle distingua plusieurs grands objets. Le 12, les règles qu'on attendait ne parurent pas. Ses paupières devinrent plus pesantes qu'elles ne l'avaient été jusqu'alors et sa vue redevint confuse. Une purgation emménagogue et des pédiluves chauds furent prescrits sans aucun bon effet. Néanmoins, la vue revint, le 15, et la malade distinguait la forme d'une cuiller.

« Quelques jours avant la perte totale de la vue, les objets lui avaient apparu aggrandis, maintenant elle les apercevait dans une proportion plus petite que nature. Ses forces se rétablisssaient peu à peu, et l'état des yeux s'améliorait. Lesmêmes remèdes furent continués.

« Environ un mois après l'époque où je vis cette dame pour la première fois, elle pouvait lire facilement l'impression des papiers-nouvelles. Lorsque la période menstruelle arriva, l'évacuation parut, mais en petite quantité et dura beaucoup moins qu'à l'ordinaire. Il se passa plusieurs mois avant que cet écoulement eut repris sa première régularité. Mais la vue de l'un et de l'autre œil fut parfaitement rétablie et dans le même état où elle était avant l'invasion de la maladie.»

Sixième Observation.—Mademoiselle B..., âgée d'environ vingt-deux ans, d'une forte complexion, reçut une blessure qui divisa le doigt indicateur de sa main droite et détermina une hémorragie considérable qui fut suivie d'un évanouissement occasioné par la frayeur extrême que cet événement lui avait causé. Elle ressentait encore, lorsqu'elle eut repris ses sens, une vive douleur qui causa bientôt une inflammation sur toute la main, accompagnée d'une très-forte fièvre. Les artères de la tête battaient fortement; ses yeux, quoique sans aucun signe extérieur de phlogose, étaient le siége d'une douleur pongitive interne.

« Le chirurgien qui avait été appelé, crut que la perte de la vue était un effet momentané de la fièvre; il apporta donc toute son attention à en diminuer l'intensité, puisqu'il croyait guérir par là la maladie; c'est dans cette intention qu'il prescrivit des remèdes fébrifuges, sans négliger toutefois ceux qu'il jugea propres à diminuer l'inflammation du doigt et de la main. Ce mode de traitement, on le conçoit, n'était guère de nature à guérir les yeux; aussi le mal n'éprouva pas le plus léger amendement. Lorsque la malade se fut soumise, sans succès, à ce régime, durant un mois, il fut décidé qu'on appellerait un autre médecin; celui-ci approuva les moyens précédemment employés, et conseilla l'application de trois sang-sues aux régions temporales. La douleur de la tête sembla s'amoindrir, mais l'état de la vue demeura toujours le même pendant cette journée. Le lendemain, les blessures faites par les sang-sues ayant donné du sang, pendant toute la nuit, lorsque la malade se réveilla elle avait perdu entièrement la vue, au lieu d'éprouver du soulagement. On fit inutilement, pendant deux mois, toutes sortes de tentatives pour rendre à la malade ce faible point de vue qu'elle regretait si vivement.

« Parmi toutes les méthodes curatives mises en pratique, l'électricité fut employée trois fois par M. Lowndes, qui, selon le désir de la malade, appliqua le courant électrique à ses deux yeux, et tira quelques légères étincelles des tempes et des tégumens des paupières. Quoique ces applications furent légères, la malade était tellement intimidée qu'elle ne voulut pas se soumettre à une nouvelle épreuve, quelque espérance qu'on lui donnât d'obtenir du soulagement. Mais une douleur aiguë s'étant fait sentir sur le côté de la poitrine, elle fut saignée et l'on apposa de suite un large vésicatoire.

« Le 28 novembre 1787, mon confrère M. Wathen vit la malade et trouva les yeux entièrement insensibles à l'action de la lumière et les pupilles très-dilatées. Il ne conçut pas un grand espoir de guérison; néanmoins, pour ne pas laisser la malade sans secours, il prescrivit l'application d'un large vésicatoire à la nuque et voulut essayer ensuite s'il éprouverait quelque heureux résultat de l'emploi d'une pilule composée avec un huitième de grain de muriate sur-oxigéné de mercure, répétée deux fois chaque jour, et d'une prise de poudre composée d'une pincée

de tabac et de deux grains de sulfate de mercure pris à de fréquens intervalles.

Je vis la malade, pour la première fois, le 5
décembre; il lui sembla, ce même jour, apercevoir, dans sa chambre, des tables et des chaises
qu'elle croyait être placées devant son œil droit;
mais elle ne voyait pas les objets avec un degré
de clarté suffisant pour préciser au juste leur
forme et leur dimension; elle ne pouvait pas
même facilement distinguer l'obscurité de la nuit
de la clarté du jour.

» J'appris que les pilules et les poudres prescri-
tes avaient été administrées très-régulièrement;
mais le vésicatoire de la nuque n'avait pas été appliqué. Les poudres avaient déterminé un écoulement considérable de mucus. Je revis la malade le 13 du même mois, et je fus satisfait d'ap-
prendre qu'elle était beaucoup mieux, car elle
put me dire quelle était la couleur de mon mou-
choir de poche et indiquer les différens mouvemens que je faisais devant elle, quoique je fusse
à une assez longue distance. Elle continua l'u-
sage de la poudre et des pilules régulièrement
jusqu'au 26 janvier, époque à laquelle j'exami-
nai de nouveau l'état de ses yeux. Le droit était
parfaitement guéri, mais la cécité persistait dans
le gauche; la dilatation de la pupille de cet œil
était considérable et l'aspect de la plus vive lu-

mière ne l'affectait nullement. Je jugeai convenable d'augmenter la dose et la fréquence des
poudres; en conséquence, j'ajoutai un grain de
sulfate de mercure sur un scrupule de poudre
sternutatoire. Le 13 avril, cet œil fut si parfaitement guéri que la malade pouvait s'en servir pour
distinguer les objets à une assez longue distance,
quoique la dilatation de la pupille demeurât à
peu près la même. Celle de l'œil gauche était demeurée aussi plus dilatée que dans l'état naturel.

«Enfin, le 17 mars, la vue de l'un et de l'autre œil étant aussi bonne qu'elle pouvait l'être, la
malade désira cesser l'usage des remèdes dont
elle avait fait usage, et depuis cette époque, l'état
de sa vue n'a éprouvé aucune altération.»

Septième Observation. (1) — Un commis mar-
chand, qui demeurait chez M. Pallard, négociant,
rue Mauconseil, n.º 22, vint me consulter, il y
a six mois, pour une cécité périodique dont il
était affecté depuis plusieurs années et qui avait
acquis beaucoup d'intensité, pendant l'hiver pré-
cédent. Il était aveugle, tous les matins, à son ré-
veil, et sa vue ne se rétablissait que quelques heures après, puis, elle baissait, de nouveau, à certaines époques de la journée.

____

(1) Cette observation a été recueillie à l'Institution,
ainsi que les suivantes.

Je crus reconnaître de l'analogie entre ce cas et celui que j'ai rapporté dans le chap. V. Il me parut convenable d'employer le même procédé curatif; et me rappelant qu'Arnaud de Villeneuve, médecin célèbre du seizième siècle, assure avoir guéri plusieurs amaurotiques par l'usage du vin (1), je conseillai à ce malade d'associer cette boisson à des alimens dont la digestion fût lente, tels que des végétaux, par exemple, afin de tenir l'estomac plus long-temps occupé.

Ce jeune homme, qui avait fait inutilement des traitemens anti-spasmodiques, prit l'habitude de faire quatre repas, et d'avoir même toujours sur lui de quoi satisfaire la faim, quand il éprouvait ce besoin. Ce régime a fait disparaître, sans retour, les éblouissemens, les imaginations qui précédaient l'aveuglement et l'amaurose elle-même dont il n'a plus ressenti, depuis, la moindre atteinte.

Huitième Observation. — Une femme d'un tempérament bilioso-sanguin, âgée d'environ trente-un ans, eut un violent accès de colère, et perdit subitement la vue. Les règles se supprimèrent, la tête devint douloureuse et l'agitation de la malade était extrême.

---

(1) Dulaurens, Discours de la conservation de la vue, chap. 13, pag. 84.

Séduit par les symptômes les plus apparens, le médecin qui fut appelé conseilla une potion opiacée qui aggrava l'état de la maladie (1), la saignée et l'application d'un vésicatoire à la nuque. A l'exception de la potion, cette prescription ne fut point exécutée, heureusement pour la malade ; car il est probable que si la saignée eût été pratiquée, elle serait demeurée aveugle.

Appelé quelques instans après, je conseillai, à l'exemple de Richter, deux grains de tartrate antimonié de potasse dans une pinte d'infusion légère de tilleul, qui excitèrent un vomissement abondant. La malade éprouva, en vomissant, du soulagement dans la tête et, le soir même, la vue était rétablie (2).

----

(1) Galien avait remarqué que l'opium et les stupéfians pris à l'intérieur ou appliqués à l'extérieur, comme topiques, affaiblissent la vue ; Gal., Meth. med., liv. 3, ch. 2.

(2) La mère et la grand-mère de cette dame avaient été aveugles à diverses reprises. Les cécités de ce genre sont assez fréquemment héréditaires.

Il existe aux Quinze-Vingts un aveugle (Brunet, originaire de Lyon), dans la famille duquel il y a eu, sur 271 ans de vie, 123 ans de cécité.

CHAPITRE VII.

Bibliographie oculaire.

CETTE branche de la médecine-pratique qui a pour objet les maladies des yeux, a été, plus qu'aucune autre, féconde en traités spéciaux. On est quelquefois fort embarrassé, au milieu de cette multitude de livres, pour choisir ceux qu'il convient de consulter. C'est parce que j'ai éprouvé moi-même cet embarras, que je voudrais tâcher de l'éviter à d'autres. L'entreprise serait difficile et même au-dessus de mes forces si je voulais faire l'analyse et porter un jugement sur le mérite des ouvrages dont je vais donner la nomenclature. Je les ai lus avec toute l'attention dont je suis capable, et j'en ai fait mon profit. J'indique seulement à ceux qui voudront parcourir la même carrière, la route que j'ai suivie; mon travail n'aura pas été tout à fait inutile, si je leur évite une perte de temps considérable et de grands dégoûts.

Je n'ai pas cru devoir me borner aux auteurs qui ont traité de l'amaurose et de la goutte sereine, quoique je ne me sois occupé que de ces deux points dans le livre que je publie aujourd'hui ; mais j'ai signalé tous les écrivains qui, depuis la fin du 15.ᵉ siècle jusqu'à nos jours, m'ont paru avoir dit des choses utiles sur les maladies des yeux en général. J'ai suivi, comme l'a fait M. Portal, dans son Tableau des ouvrages de médecine et de chirurgie, l'ordre chronologique qui est le plus propre à faciliter les recherches, sans avoir égard à la similitude des sujets, comme l'ont fait Woolhouse, M. de Wenzel, et beaucoup d'autres.

JESUS-HALI. *De cognitione infirmitatum oculorum et curatione eorum*, Venet, 1499. C'est le plus ancien des ouvrages, connus depuis la renaissance des lettres, sur les maladies des yeux. Je l'indique ici, ainsi que le suivant, comme objet de curiosité, car ils ne contiennent, ni l'un ni l'autre, rien d'utile.

CAMANUSALI. *Liber super rerum præparationibus quæ ad oculorum medicinam faciunt*, etc. Venet, in-f.º 1499.

BENEVENTUS GRASSUS HYEROSOLYMITANUS. *De oculis ægritudinis et curis.* Venetiis, 1500.

Ce médecin avait une telle réputation de savoir, qu'on l'appelait l'oracle de son siècle.

SALZMANNUS. *De visûs obscuritate. Argentō-rati*, 1521, in-4.º ; thèse assez curieuse.

SIM. PORTIUS. *Libellum de coloribus oculor. Florentiæ* 1550, in-4.º Le livre de ce médecin napolitain, est rempli de choses absurdes et ridicules sur les couleurs et la lumière, dont la théorie n'a été, il est vrai, bien connue que plus d'un siècle après (1672) par les travaux de l'immortel Newton, qui ouvrit, à l'optique et à la physiologie de l'œil, un nouvel et vaste champ de recherches.

GABRIELLIS FALLOPII *Tractatus de vulneribus oculor.*, in-4.º, 1569.

GUILLEMAU. Des maladies de la vue, qui sont au nombre de cent treize, Paris, 1585, in-8.º

RUNGINS. *De præcipuis visûs symptomatibus eorumque causis, physica et medica contemplatio. Basileæ*, 1578.

VESALE. *Consilium pro visu partìm depravato, partìm abolito. Basileæ*, 1583, in-8.º

STYMELIUS (Eph.). *De ophtalmiæ naturâ et curatione.* Bas. 1593, in-4.º

CONSTANTIUS VAROLIUS. *De nervis opticis,* in-8.º, *Francofurti*, 1591.

ANDRÉ DULAURENS, premier médecin de Henri IV. Discours de l'excellence et de la conservation de la vue. Tours, 1594, in-12 ; Paris, 1597, in-12 ; Rouen, *id.*, 1600 et 1615.

Cet ouvrage, rempli d'observations curieuses et de faits intéressans, fut traduit en anglais par Surphlet, en 1613.

Joannes Schonlinus le traduisit aussi en latin, avec des additions, sous ce titre : *Discursus de visûs nobilitate ejusque per diætam conservandi verá methodo*, etc., in-12, 1618, *Monachii.*

Dulaurens, qui était un des plus célèbres médecins de son temps, a écrit aussi un traité d'anatomie, en latin, dans lequel il a parlé longuement et fort bien des yeux au chap. 2.ᵉ, intitulé : *De sensuûm organis.*

Ambrosii Rhodii *Optica medica, Wittembergiæ*, in-8.º, 1611.

A la même époque, parut un ouvrage à peu près sur le même sujet, par

Montalto, *opticam physicam*, etc., in-4.º, *Coloniæ allobr.* 1613.

Joannes Heurnius. *Tractatus de morbis oculorum*, Lugd. Batav. 1602, Leyde 1611, in-4.º

L'ouvrage de ce savant médecin hollandais, eut beaucoup de succès, et fut réimprimé peu d'années après, in-f.º

Gelli. *De internis oculor. affectib. Basileæ*, 1613, in-4.º

Mercurialis Foroliviensis. *De oculorum*

affectibus prælectiones, in-8.º, *Francofurti*, 1591 et 1611, in-4.º

On trouve aussi, dans les autres ouvrages de cet auteur, des recherches sur les maladies des yeux ; on estime principalement deux lettres sur diverses affections du nerf optique, écrites à Varole, et imprimées avec ses OEuvres.

Bailey (Walter). Concerning the préservation of eye sight. Oxon 1616, in-8.º

Jacobus Schállingius. *De naturâ oculor. Erfurti*, 1615.

Ce médecin était surnommé le philosophe. Son livre n'est pas même à la hauteur des connaissances anatomiques du temps où il l'a écrit.

Isqardus Guigonius. *Tractatus de oculo. Taurini*, in-4.º, 1919.

Christoph. Scheiner *societatis jesu. Oculus. Friburgi*, 1621, in-4.º

Caranta. *De naturâ visionis. Saviliani*, 1623, in-4.º

Paulus Stegetius. *Opsioscopiam. Jenæ*, 1640, in-4.º

Joannes-Baptista Ruschins, etruscus. *De visûs organo, libros quatuor*, in-4.º

L'auteur s'attache à prouver que la cataracte n'a point son siége dans le cristallin.

Pomarius. *Disputationes de modo visionis. Norimbergiæ*, 1650, in-4.º

FREDERICUS MONAVIUS. *De affectibus ocula-*
ribus. Gryphyswaldiæ, 1654, in-4.°

SAMUEL FUCHSIUS. *De metoposcopiá et*
ophtalmoscopiá. Argentinæ, 1655.

PLEMPIUS. *Opthalmographia.* L'excellent ouvrage de cet habile médecin d'Amsterdam, fut
imprimé plusieurs fois ; la troisième édition est
la meilleure et la plus estimée. Elle est de format
in-f.°, et porte le titre suivant : *Vospici fortu-*
nati Plempii, opthalmographia, seu tractatus
de oculi fabricá, usu et morbis; Lovanii, 1659.

SEBIZIUS. *De opthalmiá. Argentor*, 1662,
in-4.°

Le même auteur fit imprimer, en 1674, un
recueil d'expériences précieuses à cette époque,
et qui signalent un esprit judicieux et observateur.

NICOLAS STENON. Sur les glandes et les vaisseaux de l'œil. Lyon, 1680, in-12. Cette édition
est préférée à celle imprimée à Coppenhague,
en 1664, in-4.°

MEIBOMIUS. *De vasis palpebrarum. Longè-*
lottio epistola, in-4.°, 1666.

Du même auteur. *De suffusione, diss.* 1670.

Idem. *De fluxu humorum ad oculos naturali*
et præternaturali. Helmstadii, 1687.

SCHENKIUS. *De ophthalmiá. Jena*, 1667,
in-4.°

Il y a, de cet auteur, une description anatomique de l'œil, imprimée en 1654, qui ne vaut pas la peine d'être lue.

Franciscus Burrhus. *Epistol. de artif. oculor. humores restaurandi. Haffniæ,* in-4.º.

On trouve, dans cet ouvrage, d'assez bonnes choses sur la confection des yeux artificiels.

Rolfincius. *De guttâ serenâ. Jenæ,* 1669, in-4.º.

Fridirici. *Disputatio medica de suffusione. Jenæ,* 1670, in-4.º

J. Hott ou Oott. *De naturâ visionis et oculorum defectibus Basiliæ,* 1671, in-4.º.

Quoique cet ouvrage ait vieilli, la lecture n'en sera pas inutile à ceux qui voudront connaître quelle était la théorie des anciens sur la vision.

Antonii Menjotti. *Disceptationes pathologicæ. Parisiis,* in-4.º, 1672.

On trouve, dans ce recueil, deux dissertations de ce médecin sur la dilatation et la constriction de la pupille.

Paulus Manfredus Romanus. *Novas observationes circâ oculi uveam. Romæ,* 1674, in-4.º.

Mappus. *De risu et fletu, et de oculi humanis partibus et usu,* 1677, *Argentorati.*

Horn. *De ophthalmiâ Dissertatio;* in-4.º, *Wittembergiæ,* 1677.

Valent Scheid. *De visu vitiato. Argentor*, 1677 et 1684, in-4.º.

Cette dissertation est très-savante et remplie d'intérêt.

Sturnius. *Dissertatio physica de visionis organo et ratione genuinâ*, etc. Altdorff. ; 1678, in-4.º.

Il existe, du même auteur, une autre dissertation sur la noblesse de la vue, publiée en 1699.

Ango. Traité d'optique, in-8.º, Paris, 1680. Quoique l'ouvrage de ce savant jésuite semble, par son titre, étranger à la médecine, j'ai cru devoir le ranger ici, parce qu'il renferme des choses intéressantes sur le mécanisme de la vision.

Joannes Briggiris, *Londinensis, opthalmographia.* Lugd. Batavor. 1680, 2 vol.

Moulins, médecin de l'Université de Dublin. Recherches anatomiques sur les vaisseaux de l'œil de l'éléphant, in-4.º. Londres, 1682.

J. Zahn. *Oculus artificialis teledioptricus*, etc., *ex fundamento physico, mathematico, mechanico, pratico, herbipoli*, in-f.º, 2 vol. Cet ouvrage, qui a été traduit en presque toutes les langues, est d'une érudition immense. On peut le consulter avec fruit, pour la partie historique. Si l'auteur se montre quelquefois un peu trop crédule, il est toujours cependant bon observateur.

Aug. Quir. Rivinus. *Disputatio physiolog. de visu. Lipsiæ*, 1686.

Warnerus Cerouet. *De trium oculi humorum origine. Leodii*, 1691.

Wedelius (G. W.). *De nictatopiâ. Jen.*, 1693, in-4.º.

Antonius Nuckius, *Tractatus de ductuum oculi aquosorum.* Lugd. Batav., in-8.º, 1695.

Albinus (B.). *Disput. de Ægilop. francof.* 1695.

Hambergerus, mathémat., *professor ac publici juris, Opticæ oculor. vitiæ. Jenæ*, in-4.º, 1696.

Ouvrage extraordinaire pour le temps où il a écrit, et le seul qui ait été écrit *ex professo* sur la médecine légale oculaire.

Gothofredus Berger. *De oculor. morbis. Wittembergiæ*, in-4.º, 1698.

Stahl. *Disputatio medica de affectibus oculor, in genere. Hallæ Magdeburgicæ*, 1762.

Du même auteur. *Propempticon inaugurale, de fistulâ lacrymali*, ibid.

Les antagonistes d'Anel, à la tête desquels il faut toujours placer Woolhouse, prétendent retrouver, dans cette dissertation, tout ce que ce chirurgien publia, sous son nom, en 1713, sur le traitement de la fistule lacrymale.

Ils prétendent aussi que Végétius, très-ancien

médecin, avait connu cette méthode, dont on trouve, en quelque sorte, il est vrai, la description dans le liv. 2, chap. 21 de son ouvrage, où on lit ces mots : *Qui curare vult, tenuem* » *fistulam in foraminibus subtilissimis in ipsâ* » *callositate narium inserat, perque eam os* » *plenum vino insufflet,* etc. «

BURRHUS, qui écrivait, à peu près dans le même temps, avait dit, dans sa 4.e lettre du traité *de oculis,* page 51 . « *Mihi non fuit in* » *cognitum experimentum succurrendi per* » *nares oculorum hebetudini,* etc. «

Il serait difficile de s'établir juge dans une question aussi délicate, et de déterminer jusqu'à quel point était fondée l'imputation de plagiat faite par Woolhouse à Anel, qui paraît cependant avoir habilement profité des travaux de Vegetius et de Burrhus, ses prédécesseurs. Heureusement, cette vieille querelle n'a pas, pour nous, la même importance qu'elle a eue pour les contemporains des deux compétiteurs.

GEORGIUS WOLFANGUS WEDELIUS. *Dissertatio medica de cataractâ. Jenæ,* 1706.

Ibid., de *amaurosi, ibid.,* 1705.

Ibid., de *nyctalopiâ, ibid.,* 1693.

Il y a, du même auteur, cinq autres dissertations moins estimées que celles-ci.

HOPPIUS. *Dissertatio medica, de palpebris.*

Basileæ, 1705. Ce médecin, qui s'est montré grand partisan de Woolhouse, a omis, dans sa Monographie qui aurait pu être fort intéressante, la plus grande partie des maladies des paupières.

WATER. *De visionis læsionibus, in specie,* Witt., 1706.

Ibid., de suffusione oculor., 1705.

COWARD GUILLELMUS. *Londinensis, ophthalmiatriam* (en anglais), in-8.º, 1706. Le livre de cet empyrique est rempli de recettes, au milieu desquelles on trouve quelques bonnes observations.

PAULUS VENETUS. *De motu alternâ in pupillâ.* C'est le premier auteur qui ait bien expliqué les différens mouvemens de l'iris.

ANTOINE MAÎTRE-JAN. Traité des maladies de l'œil et des remèdes propres pour leur guérison. Paris, 1707, in-4.º Cet ouvrage, dans lequel son auteur s'est montré si supérieur aux connaissances qu'on avait de son temps, a été réimprimé plusieurs fois. On préfère l'édition de la veuve d'Houry, in-12, 1740, à celle de Troyes.

PUGET. Observations diverses sur la structure des yeux de divers insectes, en deux lettres écrites au R. P. Lamy de Lyon, in-8.º, 1706.

On a réuni aux observations de Puget, beaucoup d'autres dissertations sur les yeux des mouches et des scarabés en général, telles que celles de J. B. Hodierna, de Catelan qu'on retrouve dans les éphérémides des années 1680, n.º 24. Mais les immenses travaux de Buffon, Sonnini, Cuvier, ont fait oublier les travaux de ces premiers observateurs.

BRISSEAU. Traité de la cataracte et du glaucome, Paris, 1709. On doit aux travaux de ce chirurgien et à la ténacité qu'il a mise à soutenir son opinion, la fin des dissentions qui ont duré si long-temps sur la nature et le véritable siége de la cataracte.

ANEL (D.). Précis de sa nouvelle manière de guérir les fistules (traduit en français), Turin, 1713.

Ibid, suite de la Nouvelle Méthode, édit. 1.ere in-4.º, Turin, 1714.

Ibid, dissertation sur la découverte de l'hydropisie du conduit lacrymal, Paris, 1717, in-12.

Anel a écrit beaucoup d'autres dissertations sur le même sujet, mais celles-ci suffisaient pour donner une idée de sa méthode et mettre le lecteur au courant de toutes les discussions que ce chirurgien piémontais a eues avec ses compatriotes et avec presque tous les chirurgiens de l'Europe.

SIGNOROTTI (F.), *Lettera nella quale il signorotti brevementi risponde al grosso libro del S. Anel.* Genua, 1712, in-4.º

Le même auteur qui a poursuivi Anel avec acharnement mit au jour :

In formazione fatta del chirurgo FRANC SIGNOROTTI *contre* DOMENIC ANEL, *quel pretese esser egli unico inventore di stromento atto alla guariggione delle fistole lacrimali.* Gener., 1713, in-4.°

HEISTER (L.). *De novâ methodo sanandi fistulas lacrymales*, Altorf, 1716, in-4.°

De cataractâ in lente crystallinâ, Altorf, 1711.

De cataractâ, glaucomate et amaurosi tractatio, ibid, in-8.°, 1713.

Apologia et uberior illustratio systematis sui de cataractâ, glaucomate et amaurosi contrà Woolhousi iniquam censuram, Altorf, 1717, in-8.°

Vindictæ sententiœ suœ de cataractâ, glaucomate et amaurosi, adversùs ultimas animadversiones atque objectiones Woolhousi. Adjectus est index in omnes tres libros de hoc argumento à se editos, Alt., 1719, in-8.°

Il y a encore plusieurs autres dissertations de Heister sur une cataracte laiteuse, sur les méthodes d'Anel, etc., insérées dans les ephémérides d'Allemagne.

WOOLHOUSE (J.). Observations critiques sur

un livre imprimé en Angleterre, Londres, 1713, in-8.º

Dissertations savantes et critiques sur la cataracte, Offenb., 1717, in-8.º

Remarques sur l'avertissement de M. Winslow, Trévoux, 1724.

Observations sur le mémoire de M. Morand, touchant les cataractes des yeux, Paris, in-8.º, 1726.

Peu d'auteurs ont plus écrit sur les maladies des yeux que ces deux chirurgiens. Si l'on s'arrêtait, dans la lecture de leurs ouvrages polémiques, aux injures grossières qu'ils se sont mutuellement adressées pendant trente ans, rien ne serait plus dégoûtant que le récit de leurs disputes, qui dépassent toutes les règles de la bienséance, mais on ne peut s'empêcher de reconnaître que l'antagonisme qui les animait a été très-utile à l'art, par les travaux immenses qu'ils ont faits et l'émulation qu'ils ont excitée.

MERY (J.). Si le glaucome et la cataracte sont deux différentes ou une seule et même maladie, *Mém. de l'Acad. royale des sciences*, 1707.

De la cataracte et du glaucome. *ibid.*

Je n'ai point cité, jusqu'à présent, dans cette nomenclature, les mémoires ou les dissertations particulières, souvent très-difficiles à se procurer dans les bibliothèques; j'ai cru devoir excepter les mémoires de Mery, parce qu'ils font époque dans l'histoire de la cataracte, comme j'ai eu occasion de le dire dans le chapitre deux de cet ouvrage.

GASTALDY (J.-B.). *An cataracta à vitio humoris aquei aut crystallini oriatur?* etc., Aven, 1718, in-8.º

COCCHI (A. G.). *De lente crystallinâ oculi humani verâ suffusionis sede. Romœ,* 1721.

LUPPI (P.-P.). *Lettere esaminando, une lettera del Cocchi gli mostra alcuni errori, tra gli altri esser falso che l'umor crystallino sia sempre la vera sede della suffusione. Rimini,* 1724, in-4.º

Ce qu'il y a de plus surprenant dans ce livre, c'est que l'auteur s'efforce de défendre une doctrine qui était déjà abandonnée, au moment où il écrivait, par les praticiens les plus distingués de l'Europe.

DE SAINT-YVES. Nouveau traité des maladies des yeux, Paris, 1722, in-12. Cette édition est suivie d'une réponse à une lettre à M. Mauchart et à Woolhouse, qui renferme des faits assez curieux sur la cataracte.

HECQUET (Ph.). Remarques sur l'utilité de la saignée dans les maladies des yeux. Paris, 1729, in-12.

PETIT (F.). Lettre touchant des réflexions sur

ce que M. Hecquet a fait imprimer sur les maladies des yeux, Paris, 1729, in-4.º

TAYLOR (J.). Traité sur l'organe immédiat de la vue, Paris, 1735. *De vera causâ strabismi*, Paris, 1738, in-8.º Cette dissertation n'est pas aussi estimée que celle de Buffon.

Taylor était un charlatan adroit qui s'est acquis une très-grande célébrité en proposant, pour la cure des maladies des yeux, des moyens extraordinaires et, la plus part, réprouvés par la saine pratique. Il s'est plu à traduire son propre ouvrage en latin et en presque toutes les langues connues.

BERNER (G.-E.). *De ophthalmiâ venereâ*, 1734.

BOERHAAVE (H.). *De morbis oculor. prœlectiones*, Gotting, 1746, in-8.º

GUNTIUS. *Dissertatio de staphylomate, Lipsiœ*, 1748. Il a parlé, avec beaucoup de discernement, des accidens consécutifs qui peuvent survenir à l'iris après l'opération de la cataracte.

PALLUCCI (N. J.). Description d'un nouvel instrument propre à abaisser la cataracte, Paris, 1750, in-12.

L'aiguille que l'auteur décrit est bien loin de valoir celle de Scarpa, modifiée par M. Dupuytren. J'ai cru devoir néanmoins indiquer son ouvrage, parce qu'il renferme des choses utiles sur l'origine de l'opération de la cataracte par abaissement depuis Celse, et par les détails qu'il donne sur les Arabes, dont il paraît connaître très-bien la chirurgie.

Du même : *Methodus curandœ fistulœ lacrymalis, Viennœ*, 1763, in-8.º

SAUVAGES (Boissière de). *De amblyopiâ*, 1760, in-4.º

GUÉRIN. Traité des maladies des yeux, Lyon, in-12, 1769.

LOUIS-FLORENT-DESHAYS-GENDRON. Traité des maladies des yeux, Paris, 1770, 2 vol. in-8.º

C. CHANDLER. *Treatease of the cataract, its nature, species, London*, 1775.

JANIN (J.). Mémoires et observations anatomiques, physiologiques et physiques sur l'œil, Lyon, 1772, un vol.

Cet ouvrage, bien supérieur à celui de Deshays-Gendron, est rempli d'observations intéressantes.

JOHN WARNER. *Description of the human eye and its adjacent parts, together with their principal diseases and the methods proposed for relieving them, London*, in-8.º, 1775.

PERCIVAL POTT. Remarques sur la cataracte, en anglais, traduction de Lemoine, 1779.

WENZEL, fils. Traité de la cataracte, Paris, 1786, 1 vol. in-8.º

Ce livre est une excellente monographie, où la description de la cataracte et des opérations qu'elle exige sont parfaitement exposées.

Du même : Dictionnaire ophthalmologique.

A. SCARPA. Traité pratique des maladies des yeux, etc., traduit par Léveillé, 2 vol. in-8.º, 1801. On a prétendu que Scarpa avait puisé son idée du flux palpébral puriforme qu'il suppose être la cause de la fistule lacrymale, dans l'ouvrage de Razor, publié à Leyde en 1675, sous ce titre : *Disp. de ophthalmiâ cum fistulâ lacrymali.* Toutefois ce traité est avec raison un des plus estimés aujourd'hui, quoique l'auteur s'y soit montré quelquefois partisan exclusif de certaines méthodes qui n'ont pas encore reçu une sanction générale.

Je n'ai pas cru devoir indiquer toutes les dissertations que j'ai eu occasion de lire, quelque intéressantes qu'elles soient, parce qu'on aurait de la peine à se les procurer dans les bibliothèques publiques. Je n'ai point parlé, non plus, des mémoires des sociétés savantes nationales et étrangères. Il me suffira de dire, en terminant ce tableau, que la collection des thèses de Mauchart et la bibliothèque chirurgicale de Haller en renferment un très-grand nombre sur les maladies des yeux, qu'on trouvera dans les mémoires de l'Académie des sciences, avec beaucoup de dé tails, ce qui a été écrit au commencement du dernier siècle pour et contre la cataracte cristalline et, plus tard, les dissertations si justement estimées, de Petit et Morand, sur la fistule lacrymale, de Buffon, sur le strabisme, etc.; dans ceux de l'Académie de chirurgie, les importans travaux de Louis, de Bordenave, de Laforest, de Hoin, de Lafaye; dans les éphémérides d'Allemagne, les recherches de Heister, de Muralte, d'Elsholtz, qui a si bien connu les anciens; dans les mémoires des savans étrangers, ceux de Tenon et de beaucoup d'autres chirurgiens célèbres.

On lira également, avec beaucoup de fruit, l'immortel ouvrage de Morgagni, qui a consacré plusieurs lettres à l'explication des maladies des yeux. La chirurgie de Richter, qui renferme des choses si curieuses sur ces affections, celle de Callisen, le cinquième volume de la chirurgie de M. Boyer; le deuxième volume de la nosographie de M. Richerand et les articles du dictionnaire des sciences médicales relatifs aux maladies des yeux que M. Jourdan a presque tous traités avec autant de savoir que de sagacité.

Il m'eût été très-facile de prolonger cette nomenclature si j'eusse eu une autre intention que d'être utile en faisant connaître, parmi le grand nombre de traités écrits, jusqu'à ce jour, sur les maladies des yeux, ceux qui méritent d'être étudiés. Je serais fâché d'encourir le blâme d'avoir eu la prétention d'étaler fastueusement une érudition ridicule et d'autant plus facile qu'en se bornant au simple énoncé des ouvrages, sans s'être mis à même d'en apprécier le mérite , par la lecture, il suffirait d'en copier mécaniquement les titres dans les compilations éparses qui existent déjà, telles que la bibliothèque médicale de Plouquet, le Tableau chronologique de M. Portal, etc.

Un tel travail, aussi stérile que fastidieux, décélerait, dans son auteur, un amour propre déplacé ou un défaut complet de jugement. Je me plais à croire que je n'ai rien fait pour qu'on me fît cette première imputation; quant à la seconde, je ferai tout pour ne la jamais mériter.

F I N.